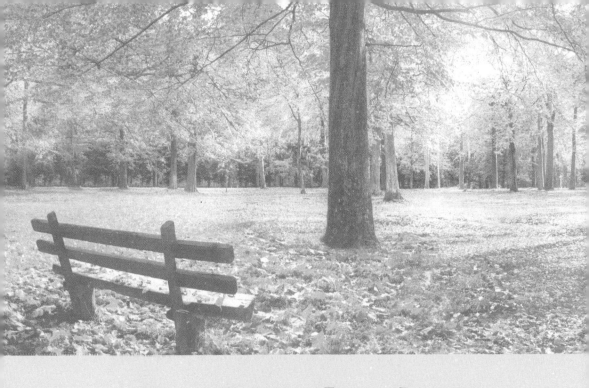

老爸老妈
最喜欢的健康书

高景华◎编著

陕西新华出版传媒集团
陕西科学技术出版社

图书在版编目（CIP）数据

老爸老妈最喜欢的健康书/高景华编著. —西安：陕西科学技术出版社，2015.6

ISBN 978－7－5369－6481－5

Ⅰ．①老… Ⅱ．①高… Ⅲ．①中年人—保健—基本知识 ②老年人—保健—基本知识 Ⅳ．①R161

中国版本图书馆 CIP 数据核字（2015）第 136689 号

老爸老妈最喜欢的健康书

出 版 者	陕西新华出版传媒集团　陕西科学技术出版社
	西安北大街 131 号　邮编 710003
	电话（029）87211894　传真（029）87218236
	http：//www.snstp.com
发 行 者	陕西新华出版传媒集团　陕西科学技术出版社
	电话（029）87212206　87260001
印　　刷	北京建泰印刷有限公司
规　　格	710mm×1000mm　16 开本
印　　张	19.25
字　　数	240 千字
版　　次	2015 年 9 月第 1 版
	2015 年 9 月第 1 次印刷
书　　号	ISBN 978－7－5369－6481－5
定　　价	26.80 元

版权所有　翻印必究

前言 FOREWORD

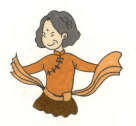

健康，是一种时尚。如今，不仅年轻人追求健康的生活方式，中老年人也更加崇尚健康，力图打造最美的夕阳红。现代社会里，老爸老妈们不仅需要保持身体上的健康，也应该寻求精神上的独立，充分享受生活的激情与美好，过一个祥和、安稳的晚年。

近些年来，伴随着健康理念的不断更新，人们对健康的认识也逐步深入。健康，不仅仅指的是身体上的，还包括生活方式和精神上的。正是基于这种健康理念，中老年养生保健受到更多人的关注与重视。与青壮年不同，中老年人的器官和组织逐步退化，生理衰老引发心理衰老。同时，社会和家庭角色的转变，易使人难以接受。于是，中老年人面临着生理与心理衰老的双重压力，容易导致各种中老年疾病的发生。

随着社会经济的发展和国民生活条件的提高，中国人的寿命普遍延长，正逐步进入到老龄化社会。但是，由于生活、饮食等方面的变化，各种常见病也在所难免。因此，中老年人有必要花费一定的时间，加强养生保健知识的学习，将健康掌握在自己手里，享受到更加健康、舒适的生活。

因此，本书更加侧重于中老年人的养生保健，试图服务于中老年人的生理与心理健康。从心理保健出发，引导中老年人注重修身养性，保持健康的心态与生活方式。在身体保健、饮食保健、营养保健、运动保健、疾病防治等方面，进行了极为细致的介绍。

　　从整体而言，本书更加注重实用性，具有大量可操作的现代养生方法。为了保证中老年人的身体与心理健康，本书还从四季的角度展开更为周全的养生保健的讲述。着眼于中老年人运动锻炼的缺失，配备了完整的运动与营养补给方案。尤其对中老年常见病与医药问题，更是展开了大篇幅的介绍。以保证中老年人身心健康为突破口，重点展开疾病的预防与治疗，呵护身体健康，使中老年人对养生保健形成更加深入的认识。

　　如今，养生保健是一门学问，需要以更加科学的眼光去应对。最后，愿中老年朋友在本书的指导下，科学养生与保健，成为令人艳羡的"老寿星"，享受最美的夕阳红。

编　者

目录

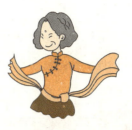
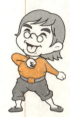

第一篇 中老年人修身养性之道

第一章　恬淡寡欲，上善若水 …… 002

服老，是一种人生智慧 …… 002
"难得糊涂"的养生智慧 …… 003
忘年交，有效对抗心理衰老 …… 005
儿孙自有儿孙福，莫为儿孙做马牛 …… 006
注重生活品位，永葆年轻之心 …… 007

第二章　文化消遣，怡情养性 …… 008

智者寿——活到老学到老 …… 008
善书者，多长寿 …… 009
花鸟鱼虫，自得其乐 …… 010
音乐养生，抗老回春 …… 012
养宠物，老有所依 …… 013

第三章　心平气和，安心养神 …… 015

理顺气，更舒畅 …… 015
静坐内观宁心神 …… 016
注意季节性午睡 …… 017
闭目养神，悠闲自得 …… 018
保持心态平衡 …… 019

第四章　日常起居，养生之本 …… 021

天人合一，顺应天时 …… 021
注意睡眠姿势及朝向 …… 022
谨慎对待起床细节 …… 023
重视"卫生间事件" …… 024
警惕五大烟瘾时刻 …… 025

第二篇　中老年人健康饮食细节

第一章　健康的饮食细节，活得更长久 …… 028

"七守八戒"，让健康延续 …… 028
早餐讲究"三宜""三不宜" …… 029
吃饭"七分饱"，长寿少不了 …… 030
少食多餐，健康的饮食理念 …… 031
细嚼慢咽，有效抵抗衰老 …… 032

目 录

饭前饭后的健康秘笈 …………………………………… 033
善于喝茶，喝出长寿 …………………………………… 035

第二章　合理的膳食搭配，营养更加均衡 …… 037

杂食是最健康的饮食方法 ……………………………… 037
中老年人必需的七大营养素 …………………………… 039
主副食兼顾，粗细粮混搭 ……………………………… 041
多吃红糖，延年益寿的妙招 …………………………… 042
豆浆入口，疾病远走 …………………………………… 043
水果入肚，健康永驻 …………………………………… 045
荤素搭配，吃得更有味 ………………………………… 048

第三章　独到的烹饪调理，吃起来更有味 …… 049

酱油熟吃，有益中老年健康 …………………………… 049
茶水煮饭，有效预防老年病 …………………………… 050
控制食物温度，保证老人健康 ………………………… 051
关注调味料的选放时间 ………………………………… 053
切忌各种油炸食物 ……………………………………… 054
砂锅是煲汤的最好选择 ………………………………… 055

第四章　营养固然很好，控制也很重要 ……… 057

健康食补的四个忌讳 …………………………………… 057
多吃菠菜，身血双赢 …………………………………… 058
中老年贫血，切忌随意补铁 …………………………… 059
中老年人吃水果禁忌 …………………………………… 060
药酒虽好，也不能乱饮 ………………………………… 061
适度进补，以天然补品为主 …………………………… 061

第三篇 中老年人骨骼保养秘密

第一章 颈椎养得好，中老年人活得好 …… 064

中老年人要警惕颈椎病 …… 064
保持正确姿势，远离颈椎病 …… 065
三个动作，有效对抗颈椎病 …… 067
炎炎夏日，别让颈椎病缠身 …… 068

第二章 良好的生活习惯，腿脚更利索 …… 069

步行是最好的运动 …… 069
晨练之前先饮水 …… 071
学会科学爬楼梯 …… 072
多下蹲，强心力 …… 073

第三章 挺直腰板，让腰更舒适 …… 075

腰为肾之府，要精心呵护 …… 075
没事抖抖腰，健康少不了 …… 076
壮腰八段功，专业腰部锻炼法 …… 077
注重腰椎保暖，防止腰肌劳损 …… 079

第四章 骨质关节养得好，活得轻松自如 …… 081

关节疼，疾病在敲门 …… 081
治疗肩周炎的5种方法 …… 081
温泉疗法，赶走关节湿气 …… 083
合理运用粥汤，可强筋健骨 …… 083

目录

第四篇 中老年人四季养生秘诀

第一章 春季 ································ 086

- 春季养生之道 ······························· 086
- 春季锻炼注意事项 ····························· 087
- 小心"倒春寒",避开生活误区 ················ 088
- 野菜,无污染的绿色食品 ······················ 089
- 多喝蜂蜜,提高人体免疫力 ···················· 090

第二章 夏季 ································ 092

- 八项注意,保证人体健康 ······················ 092
- 夏季是治疗"冬病"的最好时机 ················ 093
- 夏季养生食谱,美白清热抗衰老 ················ 094
- 年纪大了,不宜起得太早 ······················ 096
- 夏日祛火,注意3个要点 ······················ 097

第三章 秋季 ································ 099

- 秋季养生,注重"养收" ······················ 099
- 养肺除燥,水果挑着吃 ························ 100
- 防脱发的小妙招 ······························ 101
- 正确领悟"秋冻"内涵 ························ 102
- 晨饮淡盐水,晚喝蜂蜜水 ······················ 103

第四章 冬季 ································ 105

- 冬季养生的4个要点 ·························· 105

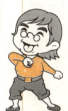

冬季进补，各取所需 ……………………………………… 107
逢九一只鸡，来年好身体 …………………………………… 108
腊八粥，打响冬季"保胃"战 ……………………………… 109
冬季泡泡脚，健康少不了 …………………………………… 111

第五篇
中老年人居家生活秘方

第一章 合适的穿着打扮，活得更舒心 ……… 114
老来俏，对健康更有利 ……………………………………… 114
选鞋注意"四大要点" ……………………………………… 115
硬床更适合中老年人 ………………………………………… 116
选择好拐杖很重要 …………………………………………… 117
注重保持牙齿健康 …………………………………………… 118

第二章 睡得香，精神旺 …………………………… 120
贪睡不利于身体健康 ………………………………………… 120
谨慎使用安眠药 ……………………………………………… 121
治疗失眠的"八种催眠法" ………………………………… 122
舒缓音乐有助于改善睡眠 …………………………………… 123
勤甩手，有效摆脱失眠困扰 ………………………………… 124

第三章 优雅的家居环境，让身体更健康 …… 126
独具个性的卧室布局 ………………………………………… 126
合理消毒有效预防流感 ……………………………………… 127

目录

正确养殖室内植物·················128
硬木家具有益身体健康·············129
合理摆放花草关乎健康·············130

第四章 中老年人的"性"福生活小秘密······132

和谐性生活有益身心健康···········132
增进情感交流，促进中老年健康·····133
掌握性爱技巧，共享鱼水之欢·······134
正确看待性衰老，保持健康心态·····135
克服心理障碍，享受健康生活·······136

第五章 养宠物，乐趣与健康并存······138

宠物是中老年生活的调味品·········138
选择适合自己的宠物···············139
学会如何帮宠物剪梳毛发···········140
谨慎对待宠物，防止病毒传染·······141

第六篇
中老年人心理健康调节

第一章 走出抑郁，活出快乐··········144

看得开，气才能顺过来·············144
多进行"话聊"····················145
坦然面对故友的逝去···············146
丧偶老人的心理调适···············147

摆脱"老顽固"，争做"老顽童" …………………………… 148

第二章　注重日常情绪调节 …………………… 150

人老心不老 …………………………………………………… 150
让快乐自给自足 ……………………………………………… 151
正确预防"退休综合征" ……………………………………… 153
学会合理遗忘，保持内心平静 ……………………………… 155
坦然面对百年，正视内心恐惧 ……………………………… 156

第三章　患病后，心理调节最重要 …………… 159

比疾病更可怕的是负面情绪 ………………………………… 159
带病延年，莫怕疾病侵袭 …………………………………… 160
治疗失眠，注重心理调节 …………………………………… 161
学会冥想，科学养生 ………………………………………… 162
及时排解消极情绪 …………………………………………… 163

第七篇
中老年人要学会运动娱乐

第一章　坚持每天运动，保持健康体魄 ……… 166

适度健身——量力而行 ……………………………………… 166
慢跑——有氧代谢运动之王 ………………………………… 167
爬山登高——身体健康步步高 ……………………………… 169
五禽戏——百岁老人健身法 ………………………………… 170
八段锦——长生不老的妙招 ………………………………… 173

太极拳——中华武术的精髓 ………………………………… 175

第二章 科学营养补给，为运动注入动力 ……… 183

不同运动阶段的营养需求 …………………………………… 183
矿物质的运动营养补充 ……………………………………… 183
中老年高血压患者的运动及营养补充 ……………………… 185
中老年心脑血管病患者的运动及营养补充 ………………… 186
中老年肥胖症患者的运动及营养补充 ……………………… 188
中老年高脂血症患者的运动及营养补充 …………………… 189
中老年糖尿病患者的运动及营养补充 ……………………… 191

第三章 中老年人的运动注意点 ………………… 195

科学健身，预防运动损伤 …………………………………… 195
预防运动性贫血 ……………………………………………… 197
"抽筋"的原因及应对方法 …………………………………… 198
"闪腰"的原因及应对方法 …………………………………… 200
骨折的原因及应对方法 ……………………………………… 203
踝关节扭伤的原因及应对方法 ……………………………… 207

第八篇 中老年人医疗用药注意事项

第一章 养成科学有效的日常就医习惯 ………… 212

定期体检，有效防治各种疾病 ……………………………… 212
遵守相关体检饮食要求 ……………………………………… 213

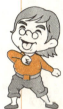

善于识别各种疾病先兆……………………………… 215
学会同医生沟通，明确交流内容…………………… 216
走出看病误区，科学治疗疾病……………………… 218

第二章 合理用药，才是治疗的核心…………… 220

科学用药的九个时间点……………………………… 220
家庭用药的基本原则………………………………… 221
用药讲究"六先六后"……………………………… 223
中老年家庭必备药箱清单…………………………… 224
年老多病，谨防药物成瘾…………………………… 226

第三章 完善的康复细节，让身体更强健…… 229

患病老人需注重科学饮水…………………………… 229
糖尿病的控糖小窍门………………………………… 230
慢性支气管炎的治疗及康复………………………… 232
脂肪肝需"三分治，七分养"……………………… 235
常年卧病在床，用砂糖治褥疮……………………… 237

第四章 储备一定的医疗急救知识…………… 239

煤气中毒的急救方法………………………………… 239
学会咳嗽，能绝境逢生……………………………… 241
掌握心肺复苏术……………………………………… 242
突发心脏病的急救措施……………………………… 244
科学急救中风病人…………………………………… 245

第九篇 中老年人最常见的病理细节

第一章 降低高血压的秘方 ········ 248
高血压的病因及症状 ········ 248
治疗目的及主要药物 ········ 250
中草药配方及其他治疗方法 ········ 252
合理用药，做好预防与保健 ········ 254

第二章 从"心"开始关注冠心病 ········ 256
冠心病的病因及类型 ········ 256
主要症状及治疗方式 ········ 258
中草药配方及其他治疗方式 ········ 260
注重日常保养与护理 ········ 263

第三章 科学调理高脂血 ········ 264
高脂血症的病因及类型 ········ 264
主要症状及常用药物 ········ 265
药膳及其他疗法 ········ 267
注重日常预防与保健 ········ 269

第四章 控制饮食，远离糖尿病 ········ 270
糖尿病的病因及类型 ········ 270
主要症状及常用药物 ········ 271
药膳及其他疗法 ········ 273
注重日常预防与保健 ········ 275

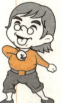

第五章 正确治疗老年性白内障 ……… 276
老年性白内障的病因及类型 ……………… 276
主要症状及治疗方式 ……………………… 277
药膳及其他疗法 …………………………… 278
注重日常保健，加强自我防护 …………… 280

第十篇 向老寿星学习长寿之道

83 岁庄子的养生之术 ……………………… 282
85 岁陆游的修身养性 ……………………… 283
94 岁齐白石的养生原则 …………………… 284
99 岁诗人臧克家的养生之道 ……………… 286
101 岁药王孙思邈的养生心得 ……………… 287
101 岁张学良的长寿奥秘 …………………… 289
106 岁宋美龄的长寿秘诀 …………………… 291

第一篇 中老年人修身养性之道

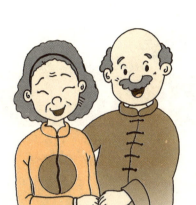

《博望烧屯》有言："贫道本是南阳一耕夫,岂管尘世之事,只可修身养性,贫道去不的也。"修身养性,关键在于心境的锤炼。修身,即保持身体健康;养性,即使心智不受外物影响。身心统一,达到完美的境界。

《老子》曰："上善若水,水善利万物而不争,处众人之所恶,故几于道。"只有达到了上善若水的境界,才能如水之品性,泽被万物而不争名利,与人无争却又容纳万物。人生之道,莫过于此。

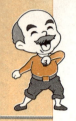
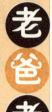

第一章
恬淡寡欲，上善若水

服老，是一种人生智慧

身体器官和组织的老化，是每个人必须要经历的过程，是一种自然现象。

到了中老年的时候，人的精力会逐步衰退，身体开始慢慢老化，这是一件无法避免的事情。关于身体老化现象，有人进行了如下的总结：

老眼昏花，看不清近处的事物；偏爱硬食，而不喜欢软食；喜欢孙子，不喜欢儿子；记清远事，记不清近事；笑时有泪，哭时无泪；耳朵渐聋，好打听闲事。老人有时候常说，自己都烦自己。

《老老恒言》中曾经说到："年高则齿落目昏，耳重听，步蹇涩，亦理所必致，乃或因是怨嗟，徒生烦恼。须知人生特不易到此地位耳！到此地位，方且自幸不暇，何怨嗟之有？"意思是说：年纪大了，会出现牙齿脱落、耳朵不灵便、两眼昏花、走路困难等自然现象。当面对这些情形时，中老年人往往会产生怨恨的情绪，增加自身烦恼。但是，人的老去是一种自然现象，需要正确地加以对待。当面对逐步衰老的事实时，应该坦然相待，不能增加自己的心理负担。人活到这个时候，应该感到一种满足，为自己而喝彩，千万不要产生怨恨、焦躁等负面情绪，从而影响本来健康的生活心态。

中老年人的肝血开始变得衰弱，性情常常会变得急躁。倘若周围的人不能对他们的行为作出反应，急躁的情绪会继续蔓延下去。有些时候，急躁是一种非常负面的情绪，应该耐心地加以对待，顺其自然地处理各种生活琐事。气血不妄动，神色与心态便会平和，人也会变得恬淡寡欲。

面对老去的现实，应该保持悠然自得的心态。身体老化不重要，关键要保持积极向上的心态，树立正确的人生观念，学会去适应，永远保持年轻的活力与心态。

服老是一种人生智慧，是人生阅历与境界的一种直接体现。在生活起居方面，应该承认年老的现实，正确对待自身身体状况。在体育运动和体力劳动方面，不要争强好胜，应该遵循"量力而为，适可而止"的原则。与年轻人不同，中老年人应该选择遛弯、打太极等活动，保持健康的体魄。在参加活动时，注重结合自身的身体条件，以锻炼为主，切记不可随性而为。

当然，服老并不意味着对自然现象的屈服，而是要继续保持乐观、健康的生活心态。身体虽老，但心态不能老，要继续保持年轻心态，注重养生保健，平衡人与自然，保证良好的生活品质。

从这个角度来说，服老是一种极具智慧的生活心态。服老，并不是对生活的屈服，而是在面对现实时，学会选择一种更加适合自己的生活方式与心态，永葆健康与活力。

"难得糊涂"的养生智慧

作为"扬州八怪"的郑板桥，有一句四字名言："难得糊涂"。关于"难得糊涂"，还有一段颇具神奇的经历：

据传说，郑板桥在山东任上，一次游览莱州的云峰山，本想去观赏

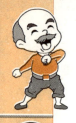
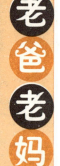

山中的郑文公碑,但因盘桓已晚,便借宿于山中一茅屋,茅屋主人是一位儒雅老翁,自称"糊涂老人"。主人家中陈列一方桌般大小的砚台,石质细腻、镂刻精良。郑板桥大开眼界,赞叹不已。次日晨,老人请郑板桥题字,以便刻于砚背。郑板桥即兴题写了"难得糊涂"四个字,后面盖上"康熙秀才、雍正举人、乾隆进士"方印。因砚台大,尚有余地,郑板桥请老人写上一段跋语。老人提笔写道:"得美石难,得顽石尤难,由美石转入顽石更难。美于中,顽于外,藏野人之庐,不入富贵门也。"他也用一块方印,字为"院试第一、乡试第二、殿试第三"。郑板桥见之大惊,方知老人是一位隐居于此的高官。由于感慨于"糊涂老人"的命名,郑板桥又提笔补写道:"聪明难,糊涂难,由聪明而转入糊涂更难。放一著,退一步,当下心安,非图后来福报也。"两人如遇知音,相见恨晚,遂谈文说词,畅谈人生,结为挚友。

其实,在郑板桥的"难得糊涂"中,包含着深厚的养生道理。人活一世,一定要保持乐观豁达的态度,不要斤斤计较。只有懂得生活,才能拥有强健的体魄,老来"糊涂"不失为一种养生智慧。

随着年龄的逐步增加,中老年人的心理会变得相对脆弱,感知功能与记忆力会渐渐衰退,对事物的判断和分析难免出现偏差。这个时期,中老年人的性格会变得古怪,甚至于任性、嫉妒、固执,看不惯家人,难以接受新鲜事物。

有些时候,随着年龄的增加,会变得力不从心。此时,不妨学着糊涂点,注意控制自己的情绪和思维,把握一些关键性的问题即可,放弃那些鸡毛蒜皮的小事。日常生活中,难免会遇到一些矛盾,采取视而不见的糊涂态度不失为一种好的方法。看不惯的事情,当作看不见;听不下去的话,当作没听到;不方便说的话,尽量不说。简单地说,就是揣着明白装糊涂。作为中老年人来说,不要去搬弄是非,斤斤计较,要表现出大度、豁达的风采，自己也能活得轻松。

总的来说，难得糊涂是一种人生智慧。生活的经验表明，人到了中老年的时候，对待事情要习惯放得下，尽量为自己减少烦恼，增加快乐。儿女自有儿女福，活得轻松，身体才会更加健康。

忘年交，有效对抗心理衰老

在一项关于早衰者的调查中，人们发现约有70%左右的早衰者在生理衰老之前会出现程度不等的心理衰老。对于中老年人的健康来说，防止心理衰老是非常关键的。在防止心理衰老的妙方中，忘年交具有很好的作用。

当人在生理和安全需求得到保障之后，对于人际交往的心理需求会渐渐上升。特别是退休之后，渴望与朋友进行沟通、交流，以丰富业余生活。而忘年交，能对中老年人的心理起到很好的保健作用。

忘年交，主要指的是那些忘记年龄、身份、地位、职业、辈分等区别而展开的一种平等的社交活动。此时，中老年人与年轻人结为好友，推心置腹、无话不谈，保持密切往来。忘年交是一种非常高雅的社交往来，对中老年人的心理起到很好的促进作用。在年轻人的身上，往往充斥着无限的活力与朝气，思维非常活跃，极具开拓精神，善于学习和接受新鲜事物。而这些，正是中老年人所缺失的。与年轻人交流，能使心态得到转变，更加活跃地面对生活。

身处时代的差异，中老年人的知识阅历与年轻人的青春朝气合为一体，潜移默化地影响对方。当了解到年轻人的心理状态之后，中老年人会更加体贴和关心子女，理解他们的所作所为。

金庸笔下的周伯通，俨然是一个老顽童，与郭靖、黄蓉等年轻后辈

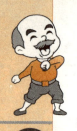

打成一片，无拘无束，显得逍遥自在。南宋诗人陆游，有游士般的闲情逸致，与儿孙们嬉戏，其乐无穷。苏联心理学家巴甫洛夫，十分喜欢和年轻人交朋友。即使是年老后，依然时常同年轻人吃饭、喝咖啡、谈天说地。

在忘年交的活动中，中老年人更加容易产生乐观、轻松、愉悦的情绪，保持对生活的信心。此时，全身生理系统能得到有效调节，有效延缓人体衰老。

忘年交，其乐融融。同年轻人交朋友，能获得心理上的调节，促进精神世界的丰富，使生活变得更为多彩。

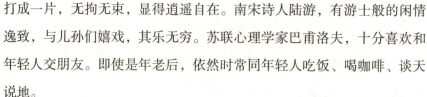

儿孙自有儿孙福，莫为儿孙做马牛

中国有句俗话："儿孙自有儿孙福，莫为儿孙做马牛。"想要获得平和的晚年生活，学会放手显得十分明智。

在日常生活中，经常遇到这样的中老年人，对任何事情都牵挂在心，恨不能万事都亲力亲为。平时絮絮叨叨，家里家外的事情样样操心，不仅搞得身心俱疲，也容易引起儿女们的反感。

聪明豁达的中老年人，在许多时候，会选择放手，更加从容自如地面对生活中的琐事。确实，中老年人在生活经验和阅历上要高于儿孙。许多时候，只要恰当地给予指导和建议，就能显示出对儿孙们的关爱。儿孙们总会长大，经历过失败和挫折，才会让他们更加坚强。因此，放手显得十分豁达和明智。

将生活的琐事放手交给儿孙们，中老年人才会有更多的时间丰富自己的生活，更好地享受晚年。有些时候，保持健健康康的身体，活得轻松自如，就是对子女们莫大的关爱。

作为中老年人来说,要相信子女们会过上更好的生活。在晚年生活中,尽量为自己减压,不要增加无谓的烦恼和担忧,以积极愉悦的心态去面对未来的生活。

注重生活品位,永葆年轻之心

步入中老年之后,千万不要放弃对生活的追求,应该积极进取,更加从容地面对未来的生活。中老年人应该注意保持年轻的心态,美化生活。即使是中老年人,也要注重生活品位,保持年轻之心。

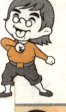

首先,在内在美上要有所讲究。内在美,包括道德品质、文化修养、志趣情操和精神境界等。上了年纪之后,人的容貌会发生改变,是正常的自然现象。但是,每个人的心态却是可以自由控制的。即使是中老年人,也要保持心灵之美,追求更高的境界。在待人方面,要保持谦逊,注意完善自己,提高生活品位。

同时,要懂得追求风度美。在风度方面,中老年人具有天然的优势。在知识和阅历上,中老年人显得更为丰富,因而可以稳健儒雅地面对生活。

其次,要适当地注意服饰美。在服饰上,可以注重适度的时代感,保持庄重、高雅的风采。在容貌上,进行一定的修饰,完善自我,保持积极向上的生活心态。即使是老年人,也不能整天衣衫不整、蓬头垢面,丧失对生活的信心。作为中老年人来说,保持整洁得体的着装风格,能展示出自我风采,人也会显得更为精神。

最后,积极参加各种集体和社会活动。中老年人应该更加积极地面对生活,保持高昂的生活情绪,拓展生活范围,融入到周围的生活中去。中老年人应该善于接受和学习各种新鲜事物,保持健康的生活情趣,对生活有所期待和追求,丰富自己的精神世界。

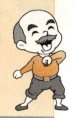

第二章
文化消遣，怡情养性

智者寿——活到老学到老

《老老恒言》中说过："学不应老而废。"年轻的时候，学习是为了增长知识，拓展视野。到了中老年的时候，学习更多地在于养生，保持平和的生活心态，平衡内外世界。

孔子曾经说过："发愤忘食，乐以忘忧，不知老之将至。"在那个时代，孔子竟然活到了73岁。古代医学家孙思邈，百岁时仍然编撰医书，为后世留下了宝贵的医学财富。最终，孙思邈活到了101岁。古今中外，智者长寿的例子不胜枚举。

智者寿，并不是提倡中老年人要争取学有所成，而是主张"多用脑，以防老"。在长期的实践中，孔子总结出了"智者寿"的理论，将学习与长寿联系在一起。步入中老年之后，学习的主要目的不在于结果，而是过程，这具有非常突出的养生效果。在学习的过程中，大脑经常得到使用，使人的视野更为开阔，精神更为愉悦，对延缓衰老有较好的作用。实验表明，经常用脑能有效延缓人体衰老，使神经系统得到更有效的运转。

说到学习，人们第一个想到的是读书，读书具有怡情养性的功效。读书，既能使人知识渊博，也是修身养性的好办法，同时也会让人变得更加豁达。当然，读书并不是抱着书本死读，而要从更加广义的角度去理解。在真正的读书之人看来,山水诗酒皆是书,蕴含着丰富的人文情怀。读书,亦是一种游历,徜徉在更加广阔的精神海洋,使人更加充实自在。

因此,"智者寿"具有充分的道理。

善书者,多长寿

在中老年人的养生之道中,练习书法是一种非常不错的方法。在挥毫泼墨时,内心的"浩气虚怀"是第一位的。书法讲究气,要做到三到——笔到、气到、心到。气到之时,提笔如有神,方可运转自如。

年轻的时候,人们多忙于奔波,难有闲情逸致进行书法活动。养成练习书法的好习惯,对于中老年人的养生保健具有极大的好处。医学研究表明,当人处于凝神屏气的时候,体内的兴奋和抑制系统会取得平衡,关节能够得到锻炼,呼吸均匀。此时,体内新陈代谢变得旺盛,能有效增强人体抵抗力。于是,练习书法能有效延缓人体衰老。

在中国古代,书法家长寿的例子很多。究其原因,主要是因为书法不仅是一门艺术活动,也是一种养生之道。在调节情绪、陶冶情操、形神共养方面,均能起到很好的作用。

首先,练习书法能调节人的心态,稳定情绪。喜怒之时,练习书法能使人凝神静气,不但精神集中,也能抑制肝火,使内心变得更为平静。情绪出现变动之时,练习书法能有效转移人的情绪,使人变得愉悦。书法对于个人情绪的调节是非常突出的,可以促进中老年人心态的转变。

其次,练习书法能陶冶人的情操,提升个人气质。所谓言为心声,书为心画。在练习书法的过程中,中老年人的胸襟、修养和气质等能得到明显的提升。书写之时，风格的转换，节奏的变化，能使人充分感受到美的愉悦。

最后，书法具有较好的形神统一性。所谓动以养形，养护的精髓在于动。提笔之时，书写之间，手臂的神经和肌肉能得到有效的调节。同时，腿、肩、腰、背等部位也能得到很好的运动。练习书法之时，节奏相对舒缓，能起到"摇筋骨、动肢节"的导引功效。

因此，练习书法对于个人心智修养的提升是特别突出的。挥毫泼墨之间，陶冶性情，不失为一种养生之道。

花鸟鱼虫，自得其乐

关于养生保健，民间有一句谚语："常在花间走，活到九十九。"种植花草，经过精心的培育，开出的花朵使周围的空间变得颇有情趣。室内开放的花朵，能有效缓解人的疲劳，让人更为宁静。

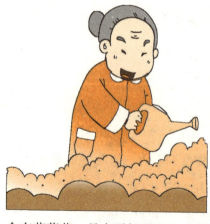

现代医学表明，除了视觉和精神上的享受，浓淡相宜的花香也是一剂良好的保健药，具有醒脑、祛病、安神、怡情等功效。菊花中含有龙脑，对头晕、头痛等症状具有良好的功效；茉莉花香能化浊，有助于开窍，能有效减轻鼻塞、目眩、头晕、头痛等症状；芍药花中含有芍药苷，具有平抑肝阳以及缓和肝阳上亢导致的眩晕、头痛等症状的作用。

养鸟是一件乐事，每天喂食时听听鸟叫，能很好地陶冶情操，促进身心健康。尤其是对于从事脑力劳动的人,通过耳听、眼看、手动等方式,具有很好的娱乐和休闲效果。同时,能调节人的脉搏、血压、内分泌系统和植物神经系统,使人头脑清醒、思维敏捷。对于从事体力劳动的人,在片刻休息过后,人的精神会更加旺盛。

养鱼,也是陶冶情操、怡情养性的一种手段。养鱼、观赏鱼能丰富中老年人的业余生活,增加生活趣味。在这种轻微的活动中,既可明目怡情,也能使人得到锻炼。

对于养花,特别是喜欢室内养花的中老年朋友,需要提出几个方面的注意事项:

1. 科学选择盆栽花卉 在室内养花时,宜选择耐阴或者半耐阴的观赏性植物,如万年青、文竹、君子兰、龟背竹、虎耳草、常春藤、绿萝等。选择阳台花卉时,月季、仙人掌、石榴、四季桂等都是较好的耐光照且树冠呈发散状的植物。此外,中老年人需要根据自身体质作出科学选择。高血压和心脏病患者,尽量不要选择丁香、夜来香等植物,其释放出的有机酚酊、二氧化碳,能使人胸闷抑郁;体质较弱或者血压偏高的中老年人,不要选择玉丁香,其散发出的气味会使人心烦、气喘。

2. 掌握一定的养种知识 想要养好花卉,掌握基本的养护知识是必须的。为了学习养花知识,可以查阅相关资料和书籍,也可以向别人请教,也可以参加专门的花卉知识学习班。

3. 保持耐心和细心 花卉如人,也会出现喜怒哀乐等变化。在养护过程中,应该细心观察,注意各个操作环节,不能太过随意。

另外,养花也有一些忌讳,需要格外注意。

(1)尽量避免香味浓烈的花卉。

(2)花卉数量不宜过多。

(3)禁忌有毒性的花卉。

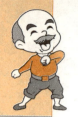
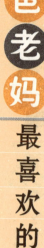

花鸟鱼虫，皆为灵性之物，与之为伴，能体现出对自然、生活的热爱。在眼看、目视、手动之下，能充实个人生活和精神世界。怡情养性并没有固定的章法可循，只有努力寻找生活乐趣，才能使个人生活更加丰富多彩。

 音乐养生，抗老回春

很难想象，音乐具有治病的疗效。研究人员指出，经常听音乐，能调整人体的消化系统和内分泌系统。同时，音乐还能有效缓解皮肤的衰老，提高人的寿命。

在某些疾病治疗中，音乐成为一种重要的辅助治疗手段。环境和音量的控制，可有效调节情绪、益智养生、延年益寿。在日常生活中，音乐应该被融入进去，成为调节和丰富生活的重要手段。人们经过长期的研究发现，音乐对人的高级神经系统影响较大，能够促进大脑兴奋。同时，音乐还能促进消化道的活动，影响心脏血管系统，加速系统循环的进行。

音乐具有非常独特的作用，能让情绪出现波动的中老年人变得情绪稳定，并且获得美的享受。音乐是人体的特殊营养，能使人的血液变得更加畅通。有一位老医师，年逾八十，仍坚持骑自行车上班，每天诊治数十号病人。每次诊疗过后，老人都会适当地听听音乐，以放松精神。老人强调，音乐具有养生的功能，经常听音乐能放松精神、陶冶情操，在获得享受的同时，能提升个人生活情趣。

音乐同样具有抗衰老的功能，其形式是多样化的。当听到旋律优美的歌曲时，其作用是非常明显的。中老年人既可以选择独自在家听音乐，也可以呼朋唤友，集体听音乐。在集体听音乐时，不但可以解除中老年人的孤独感，还能丰富单调的生活。

与太极拳、健身操等运动相结合，音乐有助于提高生活的情趣。运动的同时，音乐能使人的注意力更加集中，排除外界的干扰，保证生活的丰富性和多彩性。对于容易忧愁抑郁、沉默寡言的中老年人，音乐能较好地舒缓人的精神，畅通人的情绪。当情绪难以控制的时候，音乐能使人镇静，使中老年人更加平静地面对生活。在繁忙的工作之余，或者医疗康复过程中，轻松、优雅的乐曲，能明显缓解人的情绪，消除疲劳，辅助性地治疗某些疾病。

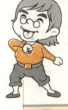

对于很多中老年人来说，饭后听音乐是一种非常好的养生方法，对身体健康大有裨益。从医学的角度来看，音乐能使人体产生共振，促进血液循环，增加肠胃蠕动和消化腺体分泌，提高新陈代谢的速度。

每个人根据自身的爱好，选择合适的乐曲，都能对身心健康起到很好的作用。

养宠物，老有所依

到了中老年的时候，人体的器官和组织会出现退化，身体状况会出现大幅下降。特别是退休之后，人的角色会出现转换，或者子女成家分居，或者老伴离世，集体性活动的缺少，会使中老年人产生孤独感。对于身心健康来说，孤独感对人的打击是非常大的。在消除中老年人孤独感的方法中，养宠物是较好的选择。

心理学调查显示，养宠物对于中老年人的身心健康大有裨益。可爱的小动物，能给人带来欢乐，也能缓解生活中滋生的不良情绪。宠物是非常好的生活伴侣，如同顽皮的小孩。平时，中老年人可以对着宠物倾诉，排解内心的苦闷。当儿女忙于工作无暇照顾老人时，养宠物能较好

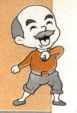
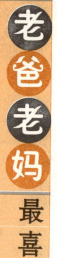

地弥补家人缺失而造成的孤独感。

当然，中老年人要注意科学养宠物，不能让宠物影响个人的身心健康。养宠物如同选择伴侣，一定要找适合自我个性、习惯、爱好的，不能反让宠物影响到情绪。鉴于中老年人的身体素质，尽量选择乖巧的小动物，避免中、大型宠物。在养宠物时也要注意一些细节，使之养成良好的生活习惯，不能对周围的邻居造成影响。将宠物的作息时间和生活规律与人保持一致，是非常好的做法。对于腿脚不利索的中老年人来说，在遛狗时要注意保护自己，避免各种意外情况的发生。

当然，中老年人不能过分地依赖宠物。宠物的寿命有限，在失去的时候，尽量以积极乐观的心态去面对，不能过分悲伤。

总的来说，养宠物以乐趣为主，要注重调节自身情绪。对于生活孤独的中老年人来说，养宠物会是一种不错的选择。

第三章
心平气和，安心养神

理顺气，更舒畅

步入中老年之后，人的情绪经常会出现波动，吃饭没胃口，睡觉易失眠，还经常唠叨。有的人会出现耳鸣、头晕、烦躁等症状，从而产生厌世的情绪。医生表示，中老年人较易患上抑郁症，需要及时加以排解。

秋季，是天气转冷的季节，也是抑郁症的高发期。当人体难以适应气候的变化时，生理系统紊乱，出现精神状态和情绪的偏差，从而导致记忆力衰退和失眠等症状。面对"无边落木萧萧下"的场景，人的内心难免会产生苦闷、凄凉的情绪，从而有垂暮之感。中老年人在面临退休、子女成家分居、思想观念冲突等矛盾时，身心健康都会出现问题。

这些症状，西医称之为"季节性抑郁症"，也就是中医所说的肝气郁结。意识到问题的所在，治疗就显得更为容易。只要疏通肝气，中老年人的气也就顺了，心里自然变得更加舒服。下面，为中老年朋友介绍几种疏通肝气的方法：

1. 注意运动 人活一世，难免会遇到让人不开心的事。这个时候，千万不要把郁气积于心中，而是要及时地排出去。此时，运动是较好的排解不良情绪的方法。运动的时候，人的四肢会更加舒展，经脉会更加活络。运动能有效刺激大脑中内啡肽的分泌，增加身体快感。在身体舒

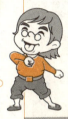

畅的同时，郁结的情绪也会渐渐消散。当然，中老年人应注意运动后的保暖，不要着凉感冒。

2. 培养兴趣爱好 中老年人格外钟情于戏曲，可以选择一些戏曲节目，丰富个人生活，放松大脑神经。另外，书法、绘画、钓鱼、下棋等活动，中老年人可以经常参加，既愉悦心态，也能结交更多的朋友。此外，中老年人可以多参加一些社区舞蹈活动，让业余生活更加丰富多彩。

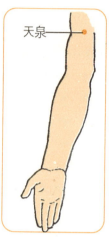

3. 穴位按摩 在人体内，存在着一些解郁疏肝的经穴。当情绪不佳之时，可以尝试着按摩它们，放松情绪。腋下心包经上的天泉穴，当波动之时，便会感到酸痛。每次按摩20下左右，对调节个人情绪有极大的好处。

4. 及时就医 当郁闷的情绪较为严重之时，排解疏通的方法便会失效，应该及时就医。这个时候，需要吃一些疏解和放松个人情绪的药物。当然，最好的办法还是通过心理调节来缓和内心的郁结。

静坐内观宁心神

《老老恒言》中曾经说过："心主神明，心是神明的居所；而眼睛是心灵的窗户。"心中所想，通过眼睛便能发现。闲暇之时，可以常在室内静坐，以目观鼻，以鼻对脐，均匀呼吸，不间断，便能让心火降下来。当心气舒畅之时，整个人的身体也会感觉十分通畅。

中老年人不要涉猎太多的事务，以免让自己心烦；不要居住于喧闹的环境，让自己感到厌恶。生活中没有厌烦的时候，心神也不会太过劳累。中老年人不要多事，要保持心态的平和。

第一篇　中老年人修身养性之道

讲究"室内静坐"与"务内观",也就是主张养神。中医认为,精、气、神为人生三宝。精充、气足、神旺,是健康的前提;精亏、气虚、神耗,能造成衰老。人们常将生命比作燃烧的蜡烛,烧得旺,生命反而短。人生如同一盏灯,总是有限的。点得很亮,不利于生命的延续。因此,生命应注重养神。

大量的研究表明,人的寿命与呼吸频率成反比。乌龟每分钟呼吸三四次,能活上百年,甚至千年。而人每分钟呼吸20次左右,寿命仅几十年。调整呼吸是重要的养神方法。通过静坐、散步、闭目养神、钓鱼、绘画、打太极等方法,能有效地减慢呼吸,减缓血流速度,减轻心脏负荷以及减少耗氧量。当人体消耗下降之时,寿命便会得到延长。

因此,中老年人平时应该注意静养,把养神作为延年益寿的重要方法。

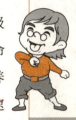

注意季节性午睡

《老老恒言》云:冬月昼卧,当以薄被覆其下体,此时微阳潜长,必温暖以养之。血气本喜温而恶寒,何况冬月。如不以被覆,及起,定觉神色偃蹇,遍体加冷,阳微弗胜阴凝也。

长夏昼卧,醒后即进热饮,以助阳气,如得微汗亦妙,夏为阳极之候,昼宜动,而卧则反静,宣达之所以顺时。

欧阳公曰:介甫常云,夏月昼卧,

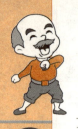

方枕为佳，睡久气蒸枕热，则转一方冷处，老年虽不宜受冷，首为阳，不可令热。

夏季午睡后，应该喝一杯热饮，有助于体内阳气的恢复。当然，保持身体微微出汗便可。夏季时，体内的阳气十分旺盛，较适宜运动。而午睡后的热饮，有助于宣发阳气，顺应天时。

此外，夏季午睡时应该注意枕头的选择，而方枕较为适宜。当一侧温暖之时，可转移至另一侧，保证头部的凉爽。

冬季午睡时，应该在身上盖一层薄被，保持体内的阳气。体内的气血更加适应温暖的氛围，如果冬季午睡时不盖被子，醒来后经常会感到全身发冷，没精神，这是由于体内阳气微弱所致。

闭目养神，悠闲自得

古人认为，老年人应该少听、少看、少说，保持宁心养神，才是祛病健身的好方法。不要把心气用在听和看上，而是要注重保护元神，保持内心的平静，健康才能得到保证。简单来说，就是要注意闭目养神。

现代养生学认为，动、听、看、说，都属于外向的损耗。而闭目养神、精神内敛，都是内养。到了中老年的时候，人的阴阳气血会出现下降，过多的运动不利于养生。而闭目养神正好契合了现代养生理念。闭目养神之时，与外界保持一定的距离，让自己处于放松状态，更加适合精神状态的调养。

其实，闭目养神是对生命能量的一种节约，减少损耗，保护体内的阳气，延缓衰老。

因此，中老年人白天打个盹是延年益寿的好方法。对于很多中老年人来说,白天坐着打个盹,能使人的精神更加充足。有的时候,即使睡不着,只要保持闭上眼睛,不讲话,同样能够达到宁心养神的目的。特别是在老年人的日常生活中,打个盹更加适应其生活节奏的需要。

在生活中,很多中老年人有打盹的习惯。而这些人,看上去常常十分精神,正好暗合了现代养生理念。

保持心态平衡

在日常生活中,有的中老年人会经常生闷气、发牢骚。这种生活心态对健康是极为不利的,容易诱发很多疾病。其实,心态的平衡对于中老年人是十分重要的,中老年人应该具备基本的自控能力。

1. 树立长寿目标 中老年人在生理上要服老,但在心理上要敢于不服老。即使是到了中老年,仍然要树立一定的生活目标,将保持长寿作为基本的生活原则。当然,对自己不能过分地苛责,在力所能及的范围内实施既定的生活计划。学习、生活要按照一定的计划和步骤,不断丰富生活内容。

2. 调低期望 对子女的期望不能过高,儿孙自有儿孙福。当这种期望落空时,人会感觉更为失望和悲观,增添生活中的不良情绪。在儿女的事情上,多一事不如少一事,只要给予适当的建议即可。遵循"顺其自然"的生活原则,保持"知足者常乐"的心态。

3. 甘于奉献 特别是步入老年之后,应该注意发挥生命的余热,享受奉献精神带来的生活乐趣。在日常生活中,注重乐于助人,既能实现自我的价值,也能受到别人的赞赏。在这种生活氛围中,个人的心态会十分愉悦,感觉更加轻松。以和为贵,不要与人发生冲突。

4. 加强自我控制 遇事的时候,一定要保持冷静,不要冲动,及时将不良情绪排解出去。即使是遇到不顺心的事,也不要生气,要认识到不良情绪的危害性,加强自我心理平衡调节,控制情绪。

5. 学会沟通,注意放松 在生活中,中老年人常常会遇到很多烦恼,苦于无人倾诉。当这种情绪长时间被压抑时,对人的身心健康是极为不利的。这个时候,中老年人应该适当地同子女和亲朋好友沟通,打开心扉,获得别人的理解和帮助。平时,应该注重培养个人的兴趣爱好,注意放松自己,保持身心健康。

第四章 日常起居，养生之本

天人合一，顺应天时

夏季时分，天气渐趋炎热，只有在清晨才略微有些清凉舒爽之感。有些中老年人习惯在鸡鸣之时起床，其实是非常不好的。清晨3~5点是寅时，肺经当令，是肺进行调整和修复的时间，宜休息。而5~7点为卯时，正是大肠经当令，较适宜起床。起床后，首先将体内废物排出。这样，人才会感觉更加舒适。7~9点为辰时，胃经当令，较适宜进食。从养生的角度来看，这个规律应四季遵守。

古人认为，人是自然的一部分，主张天人合一。因此，人的生活习惯应该与自然规律保持一致，只有顺应自然规律，身体循环系统才会有条不紊地运行，才能达到预防疾病、延年益寿的目的。每个时辰，人体的经络以及脏腑都有盛衰，需要及时调整自我的生活状态，保证身体健康。

十二时辰与十二经络及脏腑的对应关系

(1) 卯时（5点至7点）大肠经旺，有利于排泄。

(2) 辰时（7点至9点）胃经旺，有利于消化。

(3) 巳时（9点至11点）脾经旺，有利于吸收营养、生血。

(4) 午时（11点至13点）心经旺，有利于周身血液循环。

(5) 未时（13点至15点）小肠经旺，有利于吸收营养。

（6）申时（15点至17点）膀胱经旺，有利于人体排泄水液，泻火排毒。

（7）酉时（17点至19点）肾经旺，有利于贮藏一日的脏腑之精华。

（8）戌时（19点至21点）心包经旺，增强心的力量。

（9）亥时（21点至23点）三焦经旺，通行气血。

（10）子时（23点至凌晨1点）胆经旺，胆汁需要新陈代谢。

（11）丑时（1点至3点）肝经旺，有利于养血。

（12）寅时（3点至5点）肺经最旺，将肝贮藏解毒的新鲜血液输送到百脉。

注意睡眠姿势及朝向

研究表明，睡眠姿势与健康息息相关，对睡眠质量至关重要。在生活中，睡眠姿势分为仰卧、俯卧、侧卧（左侧卧、右侧卧）三种。

仰卧，古称"尸卧"，头部放于枕上，两臂自然放于身体两侧，两腿伸直，是最为常见的睡觉体位。仰卧不会挤压身体的任何脏器，对脊柱的健康十分有利。对于中青年来说，是睡觉姿势的较好选择。但是，对于患有呼吸系统疾病、脑血管疾病的人来说，仰卧可能会造成胸闷、憋气。

俯卧最不受提倡，容易压迫心肺，影响呼吸，更加不适合身体素质较弱的中老年人。

侧卧，是以身体的一侧为支撑躺着，保持自然舒适的体位。在日常生活中，侧卧最受欢迎，其中右侧卧和左侧卧稍有区别。

从科学的角度来说，睡觉姿势不宜选择左侧卧和俯卧，最好选择右侧卧，然后才是仰卧。对于易打呼噜、消化不良的中老年人来说，右侧卧是更好的选择。

关于睡眠的朝向，有人认为应朝东，顺应清晨的生发之气。有人认为应顺应四季，春夏朝东，秋冬朝西。其实，睡眠的姿势与朝向并没有统一的标准。当身体感觉不舒适的时候，反复翻身调整到最舒适的状态即可。

只要遵守以下几个方面的事宜，就能保证很好的睡眠质量：

（1）床的摆放应与地球磁场保持一致，保持南北方向。

（2）头的朝向不宜经常更换，尽量保持固定，以免造成颈椎损伤，影响睡眠质量。

（3）睡眠姿势的选择要相对灵活，以身体的舒适度为准。

（4）感觉不舒服的时候，可以翻动身体，保持最舒适的状态。

谨慎对待起床细节

很多人在早上起来时，会感觉很难受，但并没有引起重视。其实，有些疾病在爆发之前，并没有特别明显的表现。

有一位病人，早上起来时感觉略微有些难受，没有当回事。在开车上班的路上，感觉难受有点加重，并且伴有胸闷、全身出汗、四肢无力等症状。感觉到异样之后，他把车子缓慢地停在了路边，15分钟过后，仍然觉得疼痛难受。于是，他调转车头，准备回去休息一会儿。到了家之后，感觉疼痛感依然很强，便去了医院。到了医院不久，心脏骤停，医生立即进行了抢救，才得以生还。等他醒过来才知道，原来自己患的是急性心肌梗死，十分危急。谈到这次意外情况，他表示疼痛感来临时并没有特别在意，没想到会这么严重。

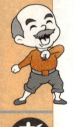

其实,清晨时的不适感要格外引起重视。尤其是上了年纪的中老年人,当出现胸痛、胸闷及呼吸困难时,要及时就医,防止危急情况的发生。

此外,清晨时的个人情绪对健康的影响很大。当心情烦躁的时候,心跳会加快,血压上升,给心脏带来更多的压力。实际上,只要记住清晨3个"半分钟",就能有效缓解和预防一些中老年疾病。这3个"半分钟"是指:早上醒来后,不要立即起床,在床上躺半分钟;然后,再慢慢起来,坐半分钟;最后,将双腿自然下垂在床沿,等半分钟之后再站起来走动。

不要轻视这3个"半分钟",尽管十分简单,却可能对生命起到至关重要的作用。在现实生活中,很多人白天还好好的,过了一夜后却意外死亡。这种情况很有可能是起夜时太急,导致体位性低血压,大脑因缺血而眩晕,发生意外情况。

简单实用的3个"半分钟",能有效降低发生猝死、心肌梗死的概率,保证中老年人的身体健康。

重视"卫生间事件"

冬天,当卧室十分温暖的时候,卫生间的取暖常常会被忽视,从而诱发很多意外情况。

首先,避免用力过大。很多中老年人本来就患有心血管疾病,在大便时又使劲过猛,极易导致心脑血管硬化,发生生命危险。

在排便时,人们往往屏气用力,使血压急剧上升。此时,心脑血管事件发生的概率会相对增大,容易导致猝死。特别是一些中老年人,排便时要保持放松状态,不要过于用力。当出现便秘的时候,注意及时治疗。同时，注意卫生间的取暖，预防各种突发事件。

其次，憋尿易使血压上升。美国一家研究机构曾经做过这样一个实验：往动物的膀胱中注入生理盐水，使其处于充盈状态。此时，膀胱壁处于紧张状态，血压大幅上升。很多时候，排尿时的血压波动常常出现在冬季的夜间。当天气寒冷的时候，很多人会选择憋尿，使卫生间事件的发生概率增加。

最后，谨慎对待低血压。一些中老年男性，由于身体素质较弱或者药物副作用，经常出现应激性反应低血压，导致尿后头晕、意识丧失，从而摔倒。很多时候，排尿性低血压易使人处于无意识状态，从而摔倒。

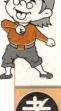

为了减小发生"卫生间事件"的可能性，应尽量避免在睡前1小时饮水。睡觉时注意保暖，同样能够预防"卫生间事件"。

警惕五大烟瘾时刻

吸烟有害健康，这是众所周知的事情。在日常生活中，有五大烟瘾时刻，可能对人体危害更大。

1. 早晨起床时　经过一夜的睡眠，人体得到很好的休养。此时，人体新陈代谢的能力较低，变得更为敏感。当浑浊的烟雾被吸入肺中的时候，人体会感觉头晕、气闷和乏力。此时，烟雾中的尼古丁等有毒物质，会对人体造成更大的危害，引发各种呼吸系统疾病。俗话说："早上吸烟，早归西天。"尽管有些夸张的成分，但同时也说明了早上吸烟的危害性。

2. 熬夜时　夜间，是人体内细胞分裂最旺盛的时期。如果睡眠时间得不到保证，再加上长期熬夜，人体抵抗力会明显衰退。此时，人体

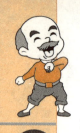
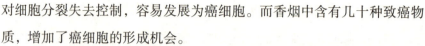

对细胞分裂失去控制，容易发展为癌细胞。而香烟中含有几十种致癌物质，增加了癌细胞的形成机会。

熬夜时，人体处于应激状态，肾上腺素明显增加。而抽烟产生的有毒物质，对心血管的危害更大。所以中老年人在熬夜时，应避免久坐，多运动，注意少抽烟。

3. **饭后** 有一句谚语："饭后一支烟，赛过活神仙。"进食之后，消化系统会加速对食物的消化和吸收，肠胃蠕动和血液循环明显加快，毛孔张开，以排放一些多余的能量。此时吸烟会导致烟中的有害物质被大量吸收，给人体带来更大的危害。

4. **饮酒时** 饮酒时吸烟，二者能使对方的毒性增强，产生协同危害作用。香烟中的致癌物质被吸入鼻、口腔、肺以后，使焦油沉积在器官表面。同时再喝酒，能使焦油进入腹中，烟碱与焦油溶于酒精中，迅速被血液吸收，扩散至身体的各个部位。由此可见，饮酒时抽烟的危害性更大。

5. **喝咖啡时** 喝咖啡时抽烟，不只是简单的加法，而且能相互发生反应，对人体的供血系统造成破坏。此时，人体内的主动性血管会发生硬化，供血系统被破坏，增加心脏的工作压力，只有通过升高血压来维持身体正常运转。长此以往，发生心脏病和猝死的概率大大增加。

第二篇 中老年人健康饮食细节

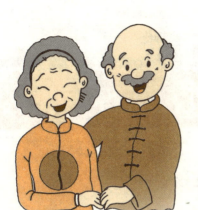

《汉书·郦食其传》记载道："王者以民为天，而民以食为天。"人民以粮食作为生活的依据，充分显示出民食的重要性。

由于机体功能与形态的变化，中老年人对于食物营养具有更多特殊的要求。为了适应身体的变化，合理的膳食营养平衡就显得十分重要。膳食营养的平衡，对于中老年人的健康长寿具有决定性的影响。看似简单的饮食，蕴含着非常深厚的学问。健康的饮食细节，对中老年人的生活品质至关重要。

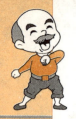

第一章
健康的饮食细节，活得更长久

 "七守八戒"，让健康延续

随着年龄的增长，中老年人的牙齿会有松动和脱落的迹象，咀嚼肌功能也会逐步退化。同时，伴随着消化液和消化酶分泌量的降低，肠胃消化功能也会逐步减弱。因此，对于中老年人来说，健康的饮食习惯就显得十分重要。当然，饮食健康也有一定的规律可循，具体可概括为"七守八戒"的原则。所谓的"七守"，就是饮食时需要注意的事项：

（1）保持经常喝水、喝汤的饮食习惯，尽量少喝碳酸饮料、含糖饮料和酒。

（2）少吃过敏性食物，以及油炸、腌制等富含有害物质的食物。

（3）采用更加健康的烹调方式。能生吃的不熟吃（番茄例外），能蒸煮的不煎炒，能煎炒的不炸烤。少吃盐和味精。

（4）多吃绿色蔬菜、低糖水果、鱼类、肉类、蛋类、海鲜、天然植物油等卡路里较低的食物。

（5）严格控制糖和淀粉的摄入，尽量少吃细粮和对血糖指数影响较大的食物。多吃粗粮。吃饭时，首先吃蔬菜、水果和肉类等富含纤维的食物。

（6）补充多种营养素。多吃富含维生素A、维生素E、维生素C等营养素的食物，补充抗氧化剂。注意补充钙、镁、铝等矿物质。

(7) 饮食要节制，切忌暴饮暴食，以七八分饱为宜。

饮食"八戒"，主要包括以下几个方面：

(1) 戒贪精。长期食用精面、精米，摄入的纤维相应地就会减少，肠蠕动也会减弱，从而造成便秘等症状。

(2) 戒贪肉。肉类脂肪过多，会引起营养平衡失调，造成新陈代谢紊乱，导致高脂血症和高胆固醇症，危害心脑血管。

(3) 戒贪咸。钠盐摄入过多，会增加肾脏的负担，易引起中风、高血压、心脏病。

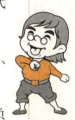

(4) 戒贪杯。长期性的贪杯，会使心肌功能受损，增加心脏的负担。而老人饮酒过多的话，容易导致肝硬化。

(5) 戒贪硬。中老年人的肠胃消化功能会逐渐减弱，一旦贪吃太多坚硬或者煮不烂的食物，极易导致消化不良和胃病。

(6) 戒贪甜。吃过多的甜食，会引起机体功能紊乱，导致肥胖病和糖尿病，对身心健康形成较大的威胁。

(7) 戒贪饱。饮食以七八分饱为宜。长期贪吃求饱，会增加肠胃的消化负担，诱发或者加重心脑血管疾病。严重的，有发生猝死的可能。

(8) 戒贪快。吃饭过快，食物没有经过充分的咀嚼，会增加胃的消化负担。

早餐讲究"三宜""三不宜"

1. 宜迟不宜早　中老年人的身体器官会逐步衰老，特别是消化系统和机体的新陈代谢，会表现得十分明显。当过早进食时，身体器官会转移用来消化食物，使得原本的自然循环被打乱。此时，代谢物无法得到

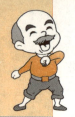

及时排除，会诱发各种老年疾病。因此，从科学的角度来说，中老年人的早餐应该安排在8点半至9点之间。

2. 宜软不宜硬 吃早餐时，中老年人尽量避免进食煎炸、油腻、干硬或者刺激性较大的食物，否则会使脾胃受到损害，致使食物积存，引起消化不良；应该选择一些容易消化的柔软、温热的食物，比如豆浆、牛奶、馒头、面条等。早餐尤其适合吃粥，如果添加红枣、莲子、桂圆等保健食物，效果会更好。

3. 宜少不宜多 饮食过量会超过消化系统的承受范围，使得食物难以被及时吸收消化，长此以往，消化系统的功能会逐步下降。此时，肠胃功能产生障碍，从而导致肠胃疾病。另一方面，在大肠中积存了大量的食物残渣，被细菌分解之后，会进入人体的血液中，对人体形成危害，诱发血管疾病。

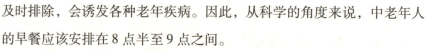

吃饭"七分饱"，长寿少不了

常常听别人说，吃饭七分饱就可以了。在长寿老人中，这样的饮食习惯深受推崇。在科学上，"七分饱"被称之为"低热量膳食"。同时，这种饮食习惯也被普遍公认为延年益寿较为实用的方法。

美国科学家曾经做过这样的实验：取200只猴子为样本，其中100只随意进食，另外100只控制在七分饱左右。最后的实验结果证明：吃七分饱的猴子长寿率很高。中医也有这样一句话："若要身体安，三分饥和寒。"

最新的营养研究结果显示：当进食过饱时，大脑中的"纤维芽细胞生长因子"会显著增多。"纤维芽细胞生长因子"能够促使毛细血管中的皮细胞和脂肪明显增多，导致动脉粥样硬化的发生。长期处于饮食过饱的身体状态,会导致脑动脉硬化,甚至出现智力衰退、大脑早衰等现象。研究表明,在老年痴呆症的诱发因子中,脑动脉硬化成为一个非常重要的因素。

有一句俗话是这样说的:胀憨了。说的就是这样的道理。在中国西南地区的方言中,"胀"表示吃得过饱,而"憨"正是傻的意思。在长期的生活实践中,古人对于吃得过饱有非常深刻的认识。当吃得过饱时,大脑的运转速度会下降,人的行动会十分迟缓。在生活中,特别是中老年人,经常有这样的经历:当吃得过饱的时候,精神会变得十分恍惚,睡意也会随之产生。其实,正是身体的血液运转发生了偏移,导致人脑供血不足,才会产生倦困的现象。

在进入成熟期之后,也就是迈入中老年的时候,身体的新陈代谢会趋于稳定,或呈现出下降的趋势。当出现"十成饱"的身体状态时,肠胃的负担会明显增加,体内能量过剩。节制饮食,保持"七分饱",是一种非常健康的饮食习惯,可以预防多种疾病的发生,比如糖尿病、心脏病、肾脏病等。同时,也能有效预防各种老年病症的发生,比如白内障、身体虚弱等。除了这些,节制饮食还可以有效延缓和防止各类癌症的发生。

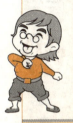

少食多餐,健康的饮食理念

古人曾经说过:"长寿之道,在于养生;养生之本,在于饮食;饮食之要,在于节食。"在中国古代,少食多餐的饮食主张深受人们的认可。在中国传统中医文化中,对于饮食养生的认识是十分独到的。在现代健康饮食理念中,少食多餐往往被现代人提倡。那么,少食多餐的饮食习惯究竟能给人体带来多少好处呢?

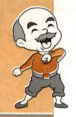
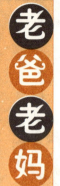

伴随着饮食次数的增多，血糖会趋于稳定，人体产生的饥饿意识也会逐步减少。从科学角度而言，人体对于饮食营养的利用是有限度的。当进食大量的食物之后，一些食物会转化成脂肪贮存起来。进食间隔的时间越长，出现过量进食的机会越多，脂肪的贮存也会随之增多，更加容易变得肥胖，诱发疾病的概率也会增大。

尤其是身患胃病的中老年人，少食多餐就显得格外重要。在患病之后，人体的消化功能会减弱，而对营养的需求反而增大。在呕吐、腹泻之后，营养物质会出现大量流失。这个时候，少食多餐成为较好的途径。

对于身体健康的中老年人来说，少食多餐可以有效预防心血管疾病的发生。有研究者曾经做过这样的实验：对1400名60~64岁的人进行正常的热量供应。其中，700人每天只能进食1~2次，而另外700人每天吃5顿，总量相等。结果显示：在前700人中，每3人中就有一人患上心血管疾病；而另外700人的患病率是前700人的1/6，概率大大下降。

因此，从健康的角度来说，少食多餐应该成为中老年人的饮食习惯。一般来讲，每天4~5顿，保持七分饱，对于健康是十分有利的。

细嚼慢咽，有效抵抗衰老

在养生家的眼中，细嚼慢咽成为延年益寿的有效方法。现代医学认为，在消化系统消化食物时，咀嚼是第一道程序。咀嚼的过程越是充分，肠管与食物的接触面积就会更大，从而有利于消化液发挥更大的作用。在细嚼慢咽时，唾液的分泌会更加充分。唾液中包含多种物质，能与食物发生混合、溶解，有利于机体对于营养的吸收消化。此外，还可以改变食物中有毒物质的化学结构,有利于身体健康。

对于中老年人来说,细嚼慢咽还能起到抗衰老的神奇作用。细嚼慢咽的时候,唾液腺除了分泌唾液,还能分泌腮腺激素。当这种激素被人体充分吸收进入血液的时候,能起到抵抗机体组织衰老的神奇作用。此外,细嚼慢咽时相伴随的口腔活动,能够大幅提高大脑的思维运转能力,加快信息之间的转换,有效预防大脑退化和老年痴呆。

既然细嚼慢咽具有如此神奇的作用,那么,怎样才能做到"细嚼慢咽"呢?

(1) 单口食物咀嚼 30 次左右。根据研究者的分析,单口食物经过 20 次以上的咀嚼,唾液的用处才能得到发挥。当咀嚼次数达到 30 次时,效果最为理想,而时间最好控制在 30 秒左右。

(2) 尝试进行左手进食,不但可以增加细嚼慢咽的时间,还可以起到开发右脑的作用。

(3) 吃饭之前,喝少量的水或者汤,能增加人体的饱腹感。

(4) 经常吃一些耐嚼的食物,比如甘蔗、玉米、鱼干、口香糖、鱼头等。

对于很多人来说,细嚼慢咽正是促进饮食习惯转变的最好方法。对于绝大多数人来说,这种方法十分实用,且可行性很强。

饭前饭后的健康秘笈

在日常生活中,中老年人较为注重饭后保健,而相对忽视了饭前养生。最新的研究结果显示,饭前的保健措施也是相当有效的。

饭前要做四件事:

第一,饭前运动。倘若饭后运动,人体摄入的大量脂肪酸早已进入脂肪细胞，而此时再运动已经有点晚。饭前运动时，腹中尚空，新脂肪酸尚未进入脂肪细胞。而此时运动，能够相对容易地将其转化为热量消耗掉。因此，养生专家建议中老年人饭前运动1小时。

第二，饭前刷牙。龋齿的形成，主要是牙垢与食物中的糖分发生化学反应，酸性物质腐蚀牙齿而导致的。当中老年人进餐后，食物中的糖分与牙垢发生反应，酸性物质已经形成。此时再刷牙，为时晚矣。饭前刷牙，能有效减少酸性物质的形成，保证牙齿的相对清洁。

第三，饭前喝汤。口腔、食管、胃、肠，是食物的必经之道。饭前喝汤，可有效减少干硬食物对中老年人消化道黏膜的刺激。

第四，饭前吃水果。医学专家认为，饭后进食的水果容易滞留于胃中，产生发酵反应，导致便秘、胀气等症状，给消化道带来很多不良反应。此外，中老年人饭前进食水果可以有效保护体内免疫系统，避免热食的恶性刺激。

另外，进食后保健方法的选用也是非常有必要的。

第一，饭后要漱口。中国古代医学家张仲景曾经说过："食毕当漱口数过，令牙齿不败口香。"中老年人保持饭后漱口的习惯，可以有效保持口腔的清洁，防治牙齿和口腔疾病。同时，饭后漱口还能刺激舌上味蕾，增强味觉功能，刺激食欲和帮助消化。

第二，饭后摩腹。中国古代药学家孙思邈曾经说过："食毕摩腹，能除百病。"中老年人饭后按摩腹部，具有两个方面的作用：一是促进肠胃蠕动和腹腔内血液循环，有利于增强肠胃功能。二是作为一种良性刺激，经神经传入大脑，有利于中枢神经系统功能的调节和发挥，起到健身防病的作用。具体的按摩方法是：以掌心着腹，以脐部为中心，缓慢轻柔地顺时针和逆时针各按摩20圈。

第三，饭后慢走。《摄样枕中方》中记载道："食止行数百步，大

第二篇　中老年人健康饮食细节

益人。"现代医学研究结果显示，中老年人饭后小憩后慢走，可以增强肠胃蠕动，增加血液营养供应，有利于消化液的分泌和食物的消化吸收。但是，切忌饭后疾走，更不可进行剧烈运动，也不要立即躺下或者休息，否则会危害人体健康。

第四，饭后赏乐。轻松柔和的音乐，加上赏心悦目的环境，能转化成一种良性刺激，经中枢神经系统的调节，促进食物的消化吸收。倘若中老年人饭后携带袖珍型收音机，徐步于绿林或者院落之间，伴随着轻柔的音乐，能给人带来非常愉悦的心情。

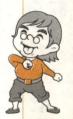

第五，饭后三不宜。一不宜立刻松动腰带；二不宜马上入睡；三不宜立即进行剧烈运动。

善于喝茶，喝出长寿

在福建武夷山区，茶农们对高龄老人有一个别致的雅称：茶寿。从"茶寿"中，可以看出当地人民对于茶的热爱。此外，从"茶"字中也可以发现一些端倪：最上面的草字头即双"十"，和为二十；中间的"人"分开则为"八"，下面的"木"，则为"十"和"八"，和为十八。中底部加起来，构成"八十八"，连同草字头的"二十"，总共是一百零八。在当地，人们都追求108岁的"茶寿"，足以证明当地人的长寿。

茶，向来具有"灵丹妙药"之称，能延年益寿。据传，苏东坡以茶为药，主张有小病时饮茶即可。每天闲暇的时候，中老年人品上几杯茶，成为"茶寿"并非不可能。对于茶的功效，唐代医学家陈藏器说道："诸药为各病之药，茶为万病之药"，对茶的保健作用给予了高度肯定。从科学的角度来说，茶具有以下几个方面的作用。

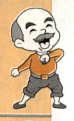

1. 提神醒脑 茶叶中含有咖啡因,能刺激人体的兴奋中枢神经,因而具有提神醒脑的作用。唐代诗人白居易曾经写过"破睡见茶功"的诗句,肯定了茶叶的提神醒脑的功效。

2. 消食解酒 在茶中,含有一些芳香族化合物,具有溶解脂肪、促进消化等功能。茶叶还能提高肝脏对物质的代谢能力,促进血液循环,更快速地将酒精排出体外,降低酒精对人体的刺激,因而茶叶具有醒酒的功效。

3. 杀菌消炎 科学实验证明,茶叶浸剂或者煎剂,具有抵抗各类痢疾杆菌的作用,与黄连相似。

4. 生津止渴 《本草纲目》明确写道:"茶苦味寒,最能降火。火为百病,火降则上清矣。"唐代的《本草拾遗》也有类似的话:"止渴除疫,贵哉茶也。"在夏天,茶还是降温、防暑、除疾的上佳饮品。

5. 利尿强心 有一句俗话:"茶叶浓,小便通。三杯落肚,一利轻松。"茶的利尿作用是非常明显的,可以治疗多种泌尿系统疾病,如尿道炎、水肿、膀胱炎等;经常饮茶可以预防冠心病的发生;此外,在泌尿系统结石方面,茶叶具有良好的排石作用。

除此之外,茶叶还具有医疗、保健的作用。因此,经常喝茶是一种健康的生活方式,对身体健康十分有利。

第二章 合理的膳食搭配，营养更加均衡

杂食是最健康的饮食方法

为了维持人体的正常运转，机体需要的营养非常多。倘若不杂食，营养很难达到均衡。因此，杂食是非常有必要的。早在中国古代，祖先们对于杂食就有了非常深刻的认识。在《黄帝内经》中，"五谷为养、五菜为充、五畜为益、五果为助"的原则为后人提供了十分丰富的饮食经验。

1. 五谷为养 "五谷为养"，即五谷杂食，粗细相配。谷类食物主要包括大米、小米、高粱、大麦、小麦、玉米等。杂粮主要包括各种豆类。豆制品主要包括豆浆、豆粉、豆芽、豆腐等，黄豆素有"绿色乳牛""植物肉"的美称，而绿豆、蚕豆、豌豆、黑豆等同样具有较好的效果。吃白面、白米时，加上黄豆、甘薯、玉米等粗粮，营养的搭配更加全面均衡，食物的营养价值得到较大幅度的提高。

2. 五畜为益 "五畜"只是一个宽泛的概念，并不限于五种家畜。鸡、鸭、鹅、兔、牛、羊、猪等，都属于五畜。动物性的食品，为人体提供所需的第一营养素——蛋白质，并且含有多种营养成分。在构成人体的器官、细胞和组织中，蛋白质是最重要的材料。在人体固体成分中，蛋白质几乎占了一半。从这个角度来说，蛋白质是"生命大厦的主要建筑材料"，也是"生命现象的主要体现者"。

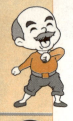

3. 五果为助 吃水果能够起到一种辅助的作用,为人体提供更加全面的营养。与"五谷"和"五畜"不同,水果能够提供人体所需的水、维生素和微量元素。几乎所有的水果都富含维生素C,以橘子、红枣最为突出。因此,水果是补充维生素的重要手段。

4. 五菜为充 在五谷、五畜、五果之外,蔬菜的进食也是非常重要的。在现代人的营养理念中,主食和副食都是不可缺失的。与水果一样,蔬菜也能提供大量的水分和维生素。所不同的是,蔬菜富含纤维素,是水果所不能替代的。与水果一样,蔬菜中也富含大量的维生素C,以萝卜、辣椒、番茄等含量较多。像黄瓜这样的蔬菜,完全可以当水果吃。

下面,为中老年朋友介绍五种杂粮的常见吃法。

1. 高粱点心 高粱米做饭或者煮粥,未免粗糙了些。而磨成面粉做成点心,相对细腻多了。

在高粱米的做法中,制成高粱粑点心是深受欢迎的。待高粱米磨成粉后,加入适量的白糖、泡打粉、鸡蛋和水,调至黏稠后揉成面团,再摁平蒸熟,经过稍微的煎炸,撒上芝麻,便是一道独具风味的点心。

对于肠胃不好的中老年人来说,高粱粑可能不容易消化,而高粱羹则是一种较好的选择。在做玉米羹或者银耳羹的时候,加入适量的高粱,使得本来营养丰富的羹汤更加润口。

2. 糯米醪糟 糯米具有多种做法,比如煮粥和做汤圆。但是,糯米还有一种非常神奇和健康的做法,就是做成醪糟酒酿。醪糟酒酿经糯米发酵而成,具有解暑的功效。醪糟酒酿的制作工艺非常简单,口味醇美香甜,深受江南人民的喜爱。

中午或者晚上服用,可促进中老年人的消化吸收,还兼有安神镇静的作用,让胃感觉十分舒适。

3. **荞麦面条** 荞麦面，灰黑色的外表，虽其貌不扬，但营养价值却不低。关于荞麦面的做法，各地都不一样，但最常见的还是将其做成面条。荞麦中的膳食纤维非常丰富，具有降血压、减血脂的功效。不过，荞麦面条尽管好吃，并不适合作为早餐和晚餐，否则容易使胃部受损，不利于消化。因此，荞麦的食用应以适量为宜。

4. **薏米煲汤** 薏米的颗粒十分饱满，清新黏糯，深受中老年人的喜爱。薏米性微寒，不适合单吃或者煮粥。将薏米与一些具有温补作用的食物一起煲汤，倒是一种非常好的食用方法。与鸡腿、番茄一起炖煮，不但易消化，还能起到很好的滋补效果。不过，薏米不易消化，中老年人要适量进食。

5. **燕麦八宝饭** 燕麦，通常被泡在牛奶中食用。其实，燕麦也非常适合做八宝饭，具有延缓衰老的作用。燕麦中含有多种酶，能抑制老年斑的形成，还能延缓人体细胞的衰老，是心脑血管疾病患者的首选保健品。

中老年人必需的七大营养素

伴随着年龄的增长，中老年人的体力和活动量均呈现出下降的趋势，代谢功能也逐步降低。以青壮年的身体素质作为标准，中老年人的每日热量供给是逐步减少的。60岁左右的中老年人每日热量供给比青壮年减少20%，70岁以上的要减少30%。

世界卫生组织和联合国粮农组织推荐的中老年人每日摄入热量为：50~60岁为11340千焦（2700千卡），60岁以上为10080千焦（2400千卡），70岁以上为8820千焦（2100千卡）。

虽然中老年人每日热量供给逐步减少，但是每日所需的七大营养素

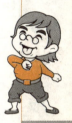

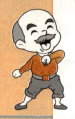

必不可少。中老年人每天需要补充以下七大营养素:

1. 水 水占中老年人体重的50%左右,适量的饮水是保证身体健康的前提。另外,饮水有助于人体新陈代谢,促进机体废物的排泄。不过,饮水也不能过多,以免增加肾脏的负担。一般来说,每天饮水量(包含各种饮料)控制在1500~2000毫升为宜。

2. 碳水化合物 碳水化合物(即糖类),是人体热量供给的主要来源,占总热量的60%~70%。进食淀粉应该作为中老年人的主食,以300~350克(6~7两)为宜。饮食要注意粗细粮搭配,尽量少吃糖。

3. 蛋白质 中老年人需要消耗大量的蛋白质,因此,蛋白质的补充就显得格外重要。一般可按每日每千克体重1.0~1.5克计算供应。在蛋白质总量中,优质蛋白质占到了一半以上。在日常生活中,鸡蛋、瘦肉、鱼、豆类及豆制品的蛋白质都是较好的优质蛋白质。

4. 维生素 虽然中老年人对于维生素的需求有所减少,但是,鉴于排泄增加和消化不良的缘故,中老年人往往存在着维生素缺乏的现象。因此,中老年人应该注重维生素的摄取,主要有维生素A、维生素B_1、维生素B_2、维生素C、维生素E等。而这些维生素大多集中在各种绿色或黄色蔬菜、各种水果、植物油和粗粮中。

5. 脂肪 中老年人摄入的脂肪量应该以每日每千克体重0.7克为标准,尽量选用富含不饱和脂肪酸的食物,即各种植物油(油菜籽油、花生油、大豆油、葵花子油、芝麻油),少食动物性脂肪(奶油、羊油、肥肉、猪油等)。

6. 膳食纤维 膳食纤维主要集中在稻米、豆类、芝麻、海藻、麦麸、香椿之中。中老年人每日以摄入10~24克为标准。对于以肉食、蛋类、精白面为主食的中老年人,应该添加糖麸2~4汤匙,来增加膳食纤维的供给。另外,新鲜的水果和蔬菜也是膳食纤维的重要来源。

7. 无机盐　在人体中，含有钙、钾、钠、磷、镁、氯、氮、硫八种微量元素，也就是常说的矿物质。世界卫生组织推荐了14种必需微量元素：铁、铜、碘、钴、锰、锌、硒、铬、镍、钒、钡、钼、氟、锡，以日常食物作为主要的供给。

一般来讲，中老年人与青壮年的无机盐需求量是大致相等的。不过，由于中老年人容易缺乏铁、钙、锌等元素，平时应注意及时补充。

主副食兼顾，粗细粮混搭

在中老年人的饮食中，粗粮与细粮的搭配是非常重要的一个原则。对于人体健康来说，除了要吸收必要的养料，排除有害的废料也是至关重要的，有利于吐故纳新。而想要排除废料，使肠胃更加清洁，粗粮的进食就显得十分重要。

之所以说粗粮具有排除废料、清洁肠胃的功效，是因为其中含有大量的膳食纤维和丰富的纤维素、果胶、半纤维素等。在人体消化道中，并没有消化膳食纤维的酶，所以膳食纤维没有直接的营养价值。但是，膳食纤维具有蠕动肠胃、清洁肠道、吸纳毒素、预防疾病等多种功能，它的作用不可替代。长期性地进食精细食物，易导致肠胃变小，胃动力不足，使得消化能力减弱，特别是儿童。因此，从人体健康的角度出发，粗细混搭，多吃富含膳食纤维的食品，如糙米、纤维蔬菜（韭菜、扁豆）等。当然，不可过量食用，否则影响矿物质的吸收。

不过，过分讲究饮食也是不对的。有些中老年人，为了防止肥胖，采取节食或素食主义的方法。其结果必然会导致营养素蛋白质和脂肪的缺乏，降低身体抵抗力，危害身体健康。"砍寿而瘦"的做法是不可取的。还有些中老年人，在饮食上过分清苦，以粗茶淡饭为主。长此以

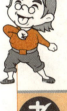

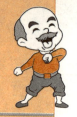

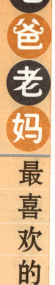

往，对于身体健康也是相当不利的。

另外，部分中老年人抱有消极的生活态度，放纵食欲，暴饮暴食，这将对健康产生极为不利的影响。随着年龄的增大，中老年人的消化能力逐步减弱，需求也减小。长期性的过量进食，会引发多种疾病，如高血压、高脂血症、肥胖症、糖尿病、心脏病等。从医学角度来说，这些疾病与营养过剩有密切的联系。与青壮年的体质不同，中老年的机体器官和组织产生老化，其对健康的损害是难以挽回的。

在饮食时，中老年人应该注意营养的均衡，注重荤素搭配、主副食搭配、干稀搭配、粮菜搭配等，为身体提供各种营养，保持科学的饮食习惯。健康的饮食习惯，十分有利于抗衰老和疾病，保证身体健康，延年益寿。

多吃红糖，延年益寿的妙招

在普通人看来，月经不调或者刚生小孩的女性是红糖发挥作用的主要对象。其实，红糖也十分适合中老年人，尤其是那些体质较弱或者大病初愈的人。与其他糖类相比，红糖是未经精炼的粗糖，富含大量的维生素和矿物质。

按照结晶颗粒的不同，红糖可分为红糖粉、赤砂糖、碗糖等。由于没有经过高度的精炼，红糖中几乎保留了蔗汁的全部营养成分。与普通糖类相比，红糖含有各种维生素以及微量元素，比白砂糖的营养成分更高。在100克的红糖中，含钙90毫克，铁4毫克以及其他营养物质。日本的一家研究结构对外宣称，在红糖中提取出了一种叫作"糖蜜"的物质。大量的实验证明，糖蜜具有抗氧化的作用，能有效对抗衰老。

中医认为，红糖性温、味甘，具有补血益气、止痛缓中、暖胃健

第二篇 中老年人健康饮食细节

脾、活血化瘀的作用。随着年龄的增长,中老年人对于维生素和微量元素的摄入逐步减少。因此,中老年人需要在饮食中加强营养的补充,以维持身体正常的新陈代谢,延缓机体衰老。根据专家的建议,中老年人应该注重糖类的补充,特别是红糖。

关于红糖的吃法,不同的人有不同的方法。在红糖中加入枸杞、红豆、银耳一起煮,具有利尿利水的功效;与姜汁、桂圆共煮,则有补血功效;与姜汁、红薯一起煮,既有养生的功效,也是一道特色点心,具有别样的风味。

当然,红糖并不适合所有的人,阴虚内热、消化不良的人应避免食用。此外,胃痛、胃酸以及糖尿病患者都不宜食用红糖。

下面,为中老年人介绍两种简单的红糖食用方法:

1. **红糖枣茶**　将红枣放入水中,当红枣煮烂时,加入红糖,再添加少许绿茶(或红茶)后食用。常饮此茶,能补益气血、健胃和脾,对中老年人的健康十分有利。

2. **小米红糖粥**　熬小米粥时,放入适量红糖,可开肠胃,补虚损。

豆浆入口,疾病远走

豆浆是一种常见的豆制品,是黄豆经水磨、煮沸、过滤除渣之后的豆溶液。豆浆的加工十分简单,因而既经济又营养,深受广大民众的喜爱。

在豆浆中,含蛋白质2.5%、脂肪1.2%、糖0.5%。每100克豆浆中,含磷32毫克、钙19毫克、维生素E 1.16毫克,因而具有丰富的营养价值。更重要的是,豆浆中的营养成分与水有较好的相溶性,易被人体吸收。豆浆中富含植物蛋白,但脂肪含量并不高,十分有利于中老

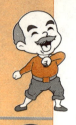

年人预防肥胖症和心血管疾病。

最新的研究结果表明，饮用豆浆对中老年女性的身体十分有益。在豆浆中，含有大量的矿物质、维生素、抗氧化剂和植物雌激素，可有效调节中老年女性的内分泌功能，对雌激素依赖性癌细胞和其他生殖系统癌细胞的繁殖有很好的抑制作用。此外，豆浆中的卵磷脂和胆固醇的含量很低，对血液中的胆固醇水平有很好的抑制作用，能有效预防高血压、高脂血症、脂肪肝和动脉硬化等疾病。在豆浆中，还含有黄酮类物质，对癌症有很好的抵抗作用。

适量饮用豆浆，可以有效调节人体的内分泌系统，改善心理状态，预防癌症和心血管疾病，延缓衰老。但是，营养学专家表示，饮用豆浆依然有一些需要注意的地方：

1. 豆浆并不适合任何人 虽然豆浆的营养价值很高，但其性平偏寒，对于腹泻、腹胀、反胃、嗳气以及夜间遗精、尿频的人来说，并不适宜饮用。此外，豆浆中富含嘌呤，痛风病人不宜多饮。

2. 切忌过量 豆浆中富含蛋白质，在过量饮用之下，易产生消化不良的症状，导致腹泻、腹胀等情况的发生。

3. 最好不要空腹饮用 空腹饮用豆浆，蛋白质会转化成热量消耗掉，营养价值受到损害。早餐在饮用豆浆时，应进食一些馒头、面包等食物。此外，由于豆浆中铁含量极高，辅之以水果，能促进人体对铁的吸收。

4. 尽量不用保温瓶保存豆浆 在日常生活中，很多人喜欢用保温瓶保存豆浆，认为可以保鲜。其实，保温瓶内的温度十分适合细菌的繁殖，而豆浆又是细菌最好的养料，会加速豆浆的变质。所以，最好不要选择用保温瓶保存豆浆。即使用保温瓶保存，也应尽量控制在3小时以内。

5. 不要饮用未煮熟的豆浆 在生豆浆中,含有胰蛋白酶抑制物、皂素等有害物质,既难以消化,还会引发呕吐、恶心、腹泻等症状。

6. 不要与药物同时服用 在药物成分的破坏之下,豆浆中的营养价值会下降。更重要的是,许多药物成分会与豆浆中的异黄酮、皂苷等成分结合,形成对人体有害的毒素。因此,最好不要在服药前后饮用豆浆。

水果入肚,健康永驻

水果不但鲜嫩可口、色泽诱人,还能提供人体所需的多种糖分和维生素。同时,水果中富含大量的膳食纤维。膳食纤维能促进肠胃的蠕动和消化腺的分泌,与水融合后形成相对柔软的物质,促进肠胃的蠕动,可有效预防肠癌。

中老年人每天吃适量的水果,十分有利于人体的健康,延年益寿。不过,中老年人的体质存在着较大的差异,大多患有常见的疾病。因此,根据自己的体质,选择相应的水果是非常有必要的,能促进疾病的康复。

下面,介绍一些常见的水果,为中老年人提供健康的依据。

1. 苹果 苹果素来具有"百果之王"的美誉,营养价值极为丰富。苹果的皮、叶、果实皆可入药,具有生津润喉、补心益气、醒酒开胃等功效,能治疗高血压、便秘、消化不良等病症。

苹果十分常见,营养价值丰富,含糖量高,以果糖为主,十分有利于中老年人肠胃的吸收利用。苹果中含有大量的钾,对治疗高血压等疾病具有很好的疗效。苹果中的苹果酸能增加食欲,促进消化,十分有利于中老年人消化系统的保健。此外,苹果具有"记忆果"之称,能有效增强记忆能力，辅助治疗中老年人的健忘症。

2. 梨 梨在祛痰止咳、软化血管壁、降血压等方面具有很好的疗效，还能对肝脏起到保护作用。经常吃梨，可有效防治中老年人动脉硬化等疾病，甚至还有抗癌的作用。另外，在降压、通便等方面也有很好的效果。

3. 桃 桃是一种常见的水果，不但外观优美，肉质也鲜嫩可口，深受普通民众的喜爱。桃中含有大量的铁，能有效防治中老年人的缺铁性贫血症。此外，桃还能平喘止咳，对治疗慢性支气管炎有很好的作用。

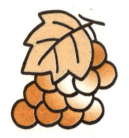

4. 葡萄 葡萄外表晶莹剔透，味道十分鲜美，营养价值也很高。除了富含大量的糖分，葡萄中的果酸能起到健胃消食、促进消化的作用，能有效缓解过度疲劳和神经衰弱。此外，葡萄中富含大量的维生素和氨基酸，是滋补佳品。

同时，葡萄还可入药，在滋阴润肺、强身健体、补气益血等方面具有很好的效果。另外，葡萄还能治疗中老年人的风湿疼痛、气血虚弱等症状。

5. 龙眼 龙眼色泽晶莹、味甜爽口，果实中含有大量的乳白色半透明果浆，滋补效果十分明显。龙眼可以有效缓解更年期妇女出现的失眠、出汗、健忘等症状。龙眼果实可以安神静心、滋补气血、健脾、益心，对病后体虚、神经衰弱、营养不良等症状也有良好的治疗效果。

6. 山楂 山楂的保健作用十分明显，能调节血脂，预防心肌梗死、高脂血症等疾病。山楂能够有效减慢心率、增强心肌收缩力、降低心肌耗氧量，具有持久的降压作用。此外，山楂还具有健胃消食、促进消化吸收等作用。

7. 猕猴桃 猕猴桃具有独特的口感,清香宜人,营养丰富,被称为"水果之王"。吃猕猴桃以及相关的制品,对防癌治癌具有很好的作用。同时,猕猴桃具有通淋、清热等功效,能治疗反胃、疝气、痔疮、消化不良、食欲不振等症状。对于体弱消瘦者来说,猕猴桃能起到强壮、滋养的作用。在延缓皮肤衰老方面,猕猴桃的功效也十分突出。

水果虽然营养价值丰富,但也要注意一定的事项,做到科学食用。

1. 饭后不宜立即吃水果 正确食用水果的时间,应在饭前1小时。水果属于生食,饭前食用后再吃熟食,对人体免疫系统有很好的保护作用,具有防病抗癌的功效。当饭后吃水果时,这种作用便会消失,还会增加肠胃的负担。医学专家认为,在饭前1小时或者饭后2~3小时吃水果为宜。当然,这并不是绝对的,比如柿子,空腹食用反而会带来危害,增加胃结石的可能性。

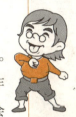

2. 吃水果前应冲洗去皮 为了防虫治病,在果树开花时,果农都要喷洒大量的农药,留下了很多过敏性和致癌性物质。当这些物质进入人体时,会引起腹泻、腹痛等不良症状。

3. 吃应季水果 水果具有季节之分,如西瓜应在夏季食用,能起到清热、解暑的作用。冬季吃西瓜,反而会积痰蓄寒,不利于人体的消化。

4. 吃水果要适量 中老年人的肠胃较弱,过多进食水果反而不利于身体健康。比如橘子,其中含有大量的果酸,对胃的刺激很大。每天吃2~3个水果为宜。

5. 不吃霉变水果 水果中富含大量的水分,是产生霉菌的优良场所,所以水果易霉变。最新的研究结果显示,在霉变的水果中,含有一种毒性强烈的霉素,千万要注意。霉变的水果,常常发生果皮软化、下陷、软腐的情况。根据实验者的测定,距离腐烂部分1厘米的地方仍然可以检测出毒素。新鲜的水果往往色泽光亮、水分饱满。当水果腐烂或者虫蛀超过1/3的时候,应该放弃食用。

荤素搭配,吃得更有味

在中国人的饮食理念中,似乎吃素食才是一种健康的生活方式。有的人认为素食养生,拒绝各种肉类食物。在日常生活中,有的中老年人由于担心血脂过高而成了素食主义者,有的更是为了健康选择素食。其实,单纯的素食对健康形成了很大的威胁,不是延年益寿的正确方法。

从营养结构的互补性上来说,素食与荤食搭配食用才是最科学的。为了保证人体血液的pH值维持在7.4左右,只有荤素搭配才能维持人体酸碱度的平衡。当荤食过多时,血管脂肪产生沉积,变脆变硬,容易患上心脏病、高血压、脂肪肝。而素食正好可以清除血管壁上沉积的胆固醇。但素食主义者的蛋白质、无机盐、磷脂含量不足,不能满足肝细胞的修复,不利于身体健康。

荤食中具有人体必需的蛋白质和氨基酸,而素食中的氨基酸含量普遍不完全,蛋白质的质量也很差。动物性食物富含磷、钙,易被人体吸收,而肝、鱼、蛋类含有素食中缺乏的维生素。另外,素食中胡萝卜素和维生素C又是荤食普遍缺乏的。素食中的粗纤维对肠胃蠕动十分有利,所以,荤食主义者易发生习惯性便秘。

除了豆腐乳,素食中几乎没有维生素B_{12},而在荤食的肝脏中含有大量的维生素B_{12}。水果、蔬菜是维生素、膳食纤维和矿物质的主要来源,而肉类则富含脂肪和蛋白质。

因此,荤素搭配才是合理的饮食方式,对人体健康具有很好的作用。

第三章
独到的烹饪调理，吃起来更有味

酱油熟吃，有益中老年健康

随着科学技术的进步和人民生活水平的提高，对调料的要求也越来越高。在日常生活中，中老年人对于酱油的品牌具有很高的辨识度。事实上，随着酿造工业的改进，产生了生抽和老抽的区别。但是，无论生抽还是老抽，在保护身体健康的环节中都会遇到问题。

从科学的角度来说，酱油熟吃更加有益于人体健康。在生产、贮存、运输、销售等环节中，由于卫生条件的限制而造成的污染在所难免，各种细菌的侵入也是正常的事。而在质量检测时，对微生物的要求是有限的。因此，即使是在合格的酱油中，也会带有少量的细菌。

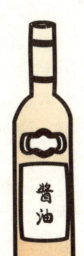

研究实验表明，痢疾杆菌能在酱油中存活2天，而沙门氏菌、副伤寒杆菌、致病性大肠杆菌能存活23天，伤寒杆菌甚至长达1个月。研究人员发现，酱油中有一种嗜盐菌，能存活47天。当人吃了之后，会出现呕吐、恶心、腹泻等症状，严重的还会休克、脱水，甚至危及到生命。尽管概率很低，但从身体健康的角度来说，酱油熟吃更好一些，加热之后这些细菌都会被杀死。在做凉菜时，可选择专门的佐餐酱油。根据国家规定，用作佐餐凉菜的酱油中菌落的数量不能高于每毫升3万个。即使是生吃，对人体健康的威胁也不大。

酱油的营养价值很高，除了含有大量的氨基酸，还包括各种B族维生素和少量的铁、磷、钙等。但是，酱油中盐的含量很高，不宜多吃。为了防止酱油腐败变质，也为了利于调味，在其中添加了不少的盐，含量高达18%～20%，患有心功能衰竭、高血压、肝硬化腹水等疾病的中老年人，应该谨慎食用。

茶水煮饭，有效预防老年病

在日常生活中，几乎人人都会煮米饭，但怎么做才更加有益于身体健康，并不为人所熟知。对于身体健康格外关注的人，经常学习和研究烹饪知识，对身体保健有极大的好处。当中老年人肠胃功能逐步衰弱时，较硬的米饭便不是一种健康的选择。此时，考虑用茶水来煮饭却是一种很好的选择。

有人会发出疑问：这种方法行得通吗？

其实，茶水煮饭具有很多方面的好处：茶水煮饭可以有效地洁口、化食、去腻和预防疾病。根据最新的营养价值研究，茶水煮饭对预防四种常见的中老年疾病有很好的功效。

1. 预防各种牙齿疾病 在茶叶中，所含有的氟化物是组成牙齿的重要成分。当茶水中的氟进入牙组织的时候，对增强牙齿的抗衰和坚韧性具有很好的效果，能防止龋齿的发生。

2. 预防中风 造成脑中风的原因之一，是人体生成的过氧化脂质，使得血管壁失去了弹性。但茶水中的鞣酸，具有抑制过氧化脂质生成的作用，对预防中风有极大的好处。

3. 防癌 茶水中的茶多酚能有效抑制亚硝胺在体内的合成，对防治消化道肿瘤有较好的效果。

4. 防治心血管疾病 科学实验表明，茶多酚能增强微血管的韧性，避免微血管出现破裂出血的情况。茶多酚还具有降低胆固醇、抑制动脉硬化的作用。

需要注意的是蒸米饭的时间不宜过长。时间过长的话，米饭中的维生素 B_1 就会大量损失。蒸米饭时也不宜丢弃米汤水，否则其中的维生素同样会大量损失。蒸米饭保留一定量的米汤水，不仅有利于中老年人的肠胃，也能吸收更多的营养。

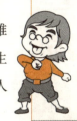

控制食物温度，保证老人健康

在家庭中，常常会听到长辈们说这样的话："趁热吃了吧。"在中国人的饮食习惯中，吃热食成为一个普遍存在的现象。当然，这也是由中国人的身体素质决定的。与西方人不同，在中国人的饮食结构中，偏向于能量低的食物，寒凉才会容易侵入人体，引发各种疾病。所以，吃热食人体才会感觉非常舒适。在现实中，中老年人会更加偏向于热食。但从科学的角度来说，这对人体健康是不利的，应该及时加以纠正。中国古代医学家孙思邈在《千金翼方》中说道："热食伤骨，冷食伤肺，热无灼唇，冷无冰齿。"因此，中老年人应该格外注重食物冷热之间的平衡。

1. 热食的危害性 从热气腾腾的面条，到热乎乎的粥，再到热滚滚的火锅，"热"成为中国人饮食习惯中一个突出的现象。鉴于中老年人的体质，"热"成为他们饮食时基本的需要。事实也是如此，亚洲人的体质偏弱，吃大量的热食，会为人体提供更多的能量，起到保温、御寒

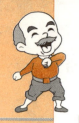

的作用。比较而言,西方人以能量偏高的食物为主,对食物温度并没有什么要求,偏重于冷食。

但是,最新的科学研究数据显示,食道癌与饮食过热存在着密切的联系。在食管壁中,以耐受50~60℃的黏膜为主,十分娇嫩。当超过这个温度时,黏膜就会被烫伤。如果中老年人经常吃温度过高的食物,黏膜就会被反复烫伤,形成溃疡。当这种烫伤反复进行时,黏膜会产生质的变化,甚至可能形成肿瘤。

2. 避免吃寒凉食物 中老年人不宜吃温度过高的食物,并不意味着可以吃寒凉食物。炎炎夏日,燥热的天气会让中老年人产生吃冷饮的冲动,以降低体温。不过,经常性地吃冷饮会伤害到"胃气",使得身体抵抗力下降。

随着年龄的增长,中老年人的消化功能会明显减退,对冷饮的忍耐力也随之降低。特别是畏寒之阳虚体质者,过多进食冷饮,会造成肠胃消化系统的紊乱,从而诱发各种潜在的疾病。因此,中老年人应该慎食各种冷饮,特别是体质虚弱者,应该尽量避免进食冷饮。

总的来说,控制合适的食物温度是非常有必要的。许多父母在喂食宝宝时,常常会用嘴吹至微温。其实,这种做法对于中老年人也是非常合适的。

在饮水时,温度的控制也是非常有必要的。日常饮水时,最好饮用18~45℃的温水。温度过高的水,会损害牙齿的釉质,刺激消化道黏膜。在冬天,水温也应该控制在50℃以下。实在怕冷,可以吃一些辣椒、姜、胡椒等"产热"的食物,不但可以避免对食道的损害,而且可以起到保健的效果。

关注调味料的选放时间

生活中，晚辈们常常很喜欢爷爷奶奶做的菜，觉得十分可口。中老年人往往具有丰富的生活经验，尤其在烹饪方面，色香味俱全的饭菜令人赏心悦目。但在饮食方面，最重要的还是营养。

平时炒菜时，中老年人在放油、盐、酱、醋时往往是十分随意的，并无多少科学营养依据。其实，适当地讲究油盐酱醋的投放时间和顺序，不仅能较好地保存食物的品质，还能使得营养得到更多的保留。

在日常生活中，油盐酱醋作为基本的调料，正确的顺序应该是：油、盐、酱油、醋。

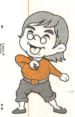

1. 油 炒菜时，温度不宜过高。当温度超过180℃时，油脂便会发生聚合或分解反应，产生对人体有害的丙烯醛等物质，不利于人体健康。所以，待油锅烧热后再放入油，等油七八成熟时再放入菜，不必等到油冒烟了再放菜。

2. 盐 盐是一种电解质，具有很强的脱水能力。因此，视菜肴的风味和特点进行放盐时间的选择。例如在炖肉或者炒水分较多的蔬菜时，待菜熟八成左右时再放盐，放盐时间过早会导致水分过多，肉类中的蛋白质产生凝固，不易煮烂。

3. 酱油 烹调时，高温会破坏酱油中的营养成分，使其失去鲜味。最好选择在出锅前放入酱油。

4. 醋 醋具有更加全面的作用，可以增香、除腥、解腻，同时能保存维生素，促进铁、磷、钙的溶解，对提高菜肴的营养价值有很好的作用。做菜时，在菜肴入锅后或者出锅前的两头放入醋则是一种相对较好的选择。

其实，健康长寿的秘诀更多地体现在各种生活的细节。即使是选对放入调味料的时间，也能对人体健康产生裨益。

切忌各种油炸食物

在各种生活常识中，油炸食物不适合中老年人是被广泛熟知的。但鉴于长久以来形成的生活习惯，依然有不少中老年人格外钟情于油炸食物。

早晨，油条、油饼是街头贩卖的主要食物，也是很多中老年人的选择。有些时候，这已经成为了一种生活习惯和乡俗文化。其实，谨慎对待油炸食品对中老年人来说是较好的选择。

油炸食品不但营养价值低，而且不易消化。吃得过多或者过快，会对胃形成较大的压力。经油煎之后，油脂严密地包围了大部分的颗粒，失去了与淀粉和蛋白酶接触的机会，不利于消化。

美国的科学研究实验表明，过多地进食油炸食品会对食用者的身高发育和智力造成影响。同时，还包含着很多健康方面的隐患。这与中老年人的身体健康密切相关。

（1）油属于高热量的食物，过多食用会患上高脂血症、冠心病和肥胖症等疾病。

（2）经油炸之后，食物中的营养物质被破坏。

（3）油炸食品的油往往是反复使用的，在高温下易分解，产生对人体有害的致癌物质丙烯酰胺和苯并芘，有患癌症的风险。

（4）当油炸食品进入胃中时，会明显减缓胃液的分泌速度和胃的蠕动，不利于中老年人的消化。

（5）油炸食品中大多添加明矾，导致铝含量超标，易导致老年性痴呆。

其实，中老年人的新陈代谢速度明显减缓，不宜长期食用油炸食品。在油炸时，食物中的维生素、蛋白质等营养成分会受到破坏，从而转变成高脂肪、高热量的食物，对人的身体健康构成极大的威胁。特别是患有糖尿病、高血压、心脑血管疾病的中老年人，最好谨慎食用。

砂锅是煲汤的最好选择

在很多人的美食项目中，煲汤是一种很好的选择。鉴于中老年人的体质，煲汤能够补充人体营养，深受广大民众的喜爱。在营养学上，食补备受推崇。

当然，煲汤也是一种学问。在普通人看来，煲汤意味着三个步骤：开火、等待和关火。其实，煲汤是一件非常讲究的事情。

在炊具的选择上，砂锅是首选，而不是普通的铁锅和铝锅。用铁锅煲汤时，铁锅会与某些原料发生化学反应，生成不利于人体健康的有害物质，还可能影响汤羹的色泽，影响食欲。铝制锅具由于其轻便灵巧等特点，成为家庭炊具的选择。其实，选择铝制锅具是一种非常不健康的做法。在受热或者遇酸、碱时，铝制锅具会发生变形，形成铝化合物，在人体内积聚过量时，会危害到人体健康。在铝元素的阻击下，消化道对磷的吸收受到影响，扰乱正常的磷代谢，消化功能产生紊乱，使人早衰或者反应迟钝。从健康的角度来说，谨慎使用铝制锅具是一种较好的选择。综合考虑，煲汤用砂锅是最好的选择。

那么，选择砂锅煲汤对中老年人具有怎样的益处呢？

第一，使用砂锅烧菜更加有利于人的消化吸收。砂锅具有受热、散热均匀的特点，能长时间保温，更加适合焖、炖和小火煨，特别是各种质地坚硬的食物。砂锅能够轻易地将食物中的大分子分解，产生易被人

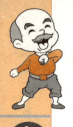

体消化吸收的小分子，比如蛋白质被分解为氨基酸，碳水化合物被分解为糊精等。另外，应该注意煲汤时间，当食物熟了之后，汤也就好了。

第二，在炖煮豆子等高膳食纤维食物时，食材能充分软化，更易被人体吸收消化，对肠胃的保护作用十分明显。从这一点来说，砂锅煲汤是中老年人较好的选择。与青壮年相比，中老年人的胃动力逐步减弱，在饮食上注重些也是应该的。

因此，为了中老年人的身体健康，砂锅是一种非常明智的选择。

第四章
营养固然很好，控制也很重要

健康食补的四个忌讳

中老年人常常患有高血压、糖尿病、心脏病、肥胖症等疾病，与平时的饮食存在着很大的关系。在中老年人的食补中，需要注重必要的忌讳，才会对身体健康构成好处。

第一，切忌补药掺酒服用。生活中，人们容易养成一个不好的习惯：在进补时，将药掺在酒里，认为酒能有助于药性的发挥。其实，这是一种非常不正确的做法。

在补药中，往往含有三七、鹿茸、人参等，或者是多种成分的混合。而这些补药的作用主要是活血助阳、补精益髓和强心提神。补药属于大热性质，在酒的作用下，人体会热上加热，会产生头昏脑涨、心动过快等症状，甚至出现狂躁不安、周身震颤，更有甚者出现心脑栓塞危及生命。此外，在酒精的作用下，补药中的一些成分被分解为毒性物质，对人体构成危害。

第二，切忌多吃各种高脂、高糖食物。步入中老年之后，有些人的身体会胖起来，会有患上糖尿病、高血压等疾病的风险。其实，肥胖与吃高脂、高糖食物，以及缺少必要的锻炼活动密切相关。当饮食中的热能高于所消耗的热能时，便会转化成脂肪积于体内，导致肥胖。因此，中老年人应该尽量减少高脂、高糖食物的摄入，避免肥胖，减少患上中老年疾病的风险。

第三，切忌缺铁。随着年龄的增长，中老年人的进食往往减少，缺铁的概率也随之上升。缺铁会导致供血不足，不利于人体的健康。从健康的角度来说，中老年人应该注意补充含铁较高的食物，比如肉、动物心脏等，同时注意维生素C的补充，防止缺铁。

第四，切忌缺钙。伴随着年龄的增长，中老年人发生骨质疏松、关节炎和骨折的概率相对增大，与体内缺钙有关。在日常饮食中，中老年人应该注意多吃含磷、钙和维生素D的食物，防止体内缺钙。

多吃菠菜，身血双赢

贫血是一种常见的症状，在年轻人、中老年人身上都会出现。伴随着年龄的增长，贫血的发病率也会逐步上升。根据最新的实验调查，中老年人的贫血概率为10%～20%，而患病的中老年人为20%～30%。生理的老化、造血功能的衰退以及慢性疾病引起的继发性贫血，都是中老年人贫血的主要原因。当贫血长期得不到有效的治疗时，会加速人的衰老。因此，重视中老年贫血并且及时加以治疗，应该受到整个社会的关注。临床研究结果显示，初期性的贫血与肿瘤有很大的联系。

食疗可以作为治疗贫血的主要方法，猪肝菠菜等都是非常好的选择。下面，为中老年人推荐一种治疗贫血的做法：

取菠菜、猪肝各50克，熟猪油、生姜、清汤、葱白、食盐、水豆粉、味精各适量。先将菠菜洗净，在沸水中烫片刻，脱去涩味，切段；猪肝切成薄片，与食盐、水豆粉、味精拌匀；然后，将清汤煮沸，加入洗净拍破的生姜、切成短节的葱白、熟猪油等。几分钟后，放入拌好的猪肝片及菠菜，煮熟即可，佐餐常服。此方能生血养血，主治血虚证。

在日常生活中，贫血的人应该注意饮食疗养，对于改善贫血具有很大的裨益。注重膳食营养平衡，食用充足的蔬菜、肉类及蛋制品。如菠菜、黑木耳、红枣、桂圆、芥蓝菜、猪肝、海带等，都是铁含量很高的食物，对于预防和改善贫血具有很好的作用。

当年龄增大之后，中老年人会经常感到孤独。因此，对于中老年期贫血患者应该给予必要的心理护理，解除他们的精神负担，增强对生活的信心。

中老年贫血，切忌随意补铁

贫血往往存在着多方面的原因，并不完全都是由于缺铁引起的。因此，盲目服用大量铁含量丰富的食物或者补品是非常不正确的。在日常的合理膳食中，能满足人体对铁的需求。倘若不是缺铁导致的贫血，切忌盲目补铁。

尽管贫血大部分源于缺铁，但也有溶血性贫血、再生障碍性贫血和巨幼细胞性贫血等。没有弄清贫血的原因就盲目补铁，会对身体和器官造成极大伤害。

统计结果表明，成年人每天从食物中摄取的铁为 10～15 毫克。中老年人由于消化功能的减退，对铁的吸收会造成一定程度的影响。此外，慢性胃炎、肠道肿瘤、胃十二指肠溃疡等消化道疾病也会对铁的吸收造成影响，从而引发缺铁性贫血。

科学研究表明，正常饮食能满足人体对铁的需求。因此，食物才是补铁最安全有效的手段。

一些中老年人会盲目地限制饮食，导致蛋白质摄入量的减少，继而引发贫血。此外，人体内蛋白质合成率偏低、饮茶过浓、维生素摄入量

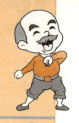

的不足，都会引发贫血。当铁在人体内蓄积过多时，会引发老年痴呆症的发生。

因此，发生贫血之后，应先查明原因，然后进行针对性的治疗，切忌随意补铁。

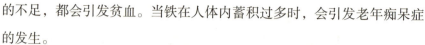

中老年人吃水果禁忌

对于中老年人来说，每天吃适量的水果在养生方面具有很多好处。当人进入中老年之后，身体器官会发生显著的变化，每个人的体质会明显不同。因此，在水果的选择上，中老年人应该依据自身体质，作出最科学合理的选择。在进食时，尽量选择少食多餐的方式，避免食用过多，造成胃黏膜萎缩和胃酸过多的情况。

对于体质偏热的中老年人，由于产生的热量过多，经常口渴舌辣、面红耳赤，应该多吃西瓜、梨、芒果、香蕉、甜瓜等寒凉性水果。另外，葡萄、苹果、橄榄、柚子等属于平和性的水果，适合中老年人食用。

对于体质偏寒的中老年人，橘子、石榴、荔枝、猕猴桃、椰汁等温热性水果则是较好的选择。

经常腹泻的中老年人不宜吃香蕉，可选择具有收敛作用的苹果；便秘或者大便干燥的中老年人不宜吃柿子，可选择香蕉、桃子、橘子等具有润肠效果的水果；经常胃酸的中老年人不宜吃李子、柠檬、山楂等富含有机酸的水果；患有糖尿病的中老年人不宜吃苹果、梨等富含糖量的水果；患有心脏病或者水肿的中老年人不宜吃椰子、西瓜等富含水分的水果；患有高血压或者肾炎的中老年人不宜吃哈密瓜、香蕉等富含钾盐的水果。

药酒虽好，也不能乱饮

适量的中药，加上黄酒、葡萄酒、白酒，按照一定的比例进行配制，便是药酒。药酒主要用于治疗体虚补养、跌打损伤和风湿疼痛，有跌打损伤酒、十全大补酒、养心安神酒和祛风除湿酒等。相对著名的药酒有人参酒、三蛇胆汁酒、虎骨酒和参蓉酒等。

具有适应证的中老年人，服用对症的药酒对身体十分有利。每次真正能饮进的中药成分有限，过少的话依然起不到滋补和治疗的作用；而饮用过度的话，酒精的危害会占上风。饮用药酒要控制，少则能刺激食欲，使中枢神经系统兴奋，增加高密度脂蛋白，对胆固醇的代谢分解十分有利；多的话则会损害到肝脏功能，造成肝内脂肪沉积，还会诱发溃疡病和扰乱营养素的吸收。因此，中老年人切忌过度和乱饮药酒。

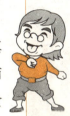

饮用药酒需要对症服用，切忌乱饮，根据体质的差异进行不同的选择。患有支气管炎的中老年人，尽量不要饮用药酒。药酒中的漂白防腐剂亚硫酸类物质，在水中会产生二氧化硫等有害元素，继而加重哮喘的发作，对健康反而构成极大的威胁。具有高血压、脂肪肝、肝硬化等疾病的中老年人，最好不好饮用药酒。

白天饮用药酒的效果最好。药物排泄具有一定的规律，早晨至中午的时间段，药酒在人体内代谢和消除的速度最慢，而此时生物催化剂的活性却最高，有利于药酒作用的发挥。饮用药酒时，尽量避免进食腥臭、油腻、生冷的食物。

适度进补，以天然补品为主

中国医学认为"虚者补之"，适度进补对于人体或者器官具有很好的保护和修复作用。但在日常生活中，很多中老年人存在着错误的保健

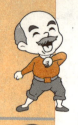

观念,把"进补"作为一种常态化的生活方式,不分体质、虚实和季节。从科学的角度来说,补品主要为了平衡阴阳、治疗人体疾病和养气补血。

营养学专家指出,不顾自身体质而进行进补,易导致进补不当,从而误伤自己。特别是抵抗力下降的中老年人,由于进补不当而造成的伤害会更加明显。因此,急功近利的进补难以达到预想的效果。

中国有句古话:"进补似用兵,乱补易伤身。"进补与用兵相似,保持稳准的话则能迅速击溃敌人,否则会给自身带来麻烦。进补往往存在几个误区,下面进行重点说明:

第一,切忌过多进补。在民间,存在着"多吃补药,有病治病,无病强身"的错误观念。其实,再好的补药,过多服用都会演变为毒药,对身体造成严重的威胁。

第二,切忌胡乱进补。每个人的体质都是不一样的,在进补之前,应该对自身体质有足够的了解。进补的原则主要有:有的放矢、对症下药、适度可控。如果超越进补的原则,不但浪费钱财,还会造成身体平衡系统的紊乱,从而导致各种疾病。

第三,切忌追求名贵。中医认为,进补要得当,否则再好的补药也能成为毒药。中医认为,补药需讲究针对性,实用才是最重要的。

第四,切忌过食滋腻厚味。过多食用肉类,会在体内积存大量的脂肪和胆固醇,从而诱发心脑血管疾病。营养学家认为,冬季补养以易于消化为原则,切忌过于滋腻厚味,保证营养的均衡吸收。

第三篇 中老年人骨骼保养秘密

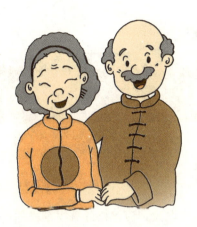

　　人无骨而不立,骨无关节而不活。骨骼是架构人体生命的"神器",蕴含着丰富的健康原理。骨骼是身体健康的基础,尤其是中老年人,硬朗的腰板与身躯,正是得益于健康的骨骼。

　　骨骼保养,需要运动防护与营养补充双管齐下。通过适度的运动锻炼,使得骨骼更加强健,充分应对基本的生活需求。而通过营养补充,可以及时为骨骼提供必要的生长因子,注入更多的动力。其中,钙、维生素D及维生素K为医界俗称的骨骼健康"三剑客"。

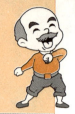

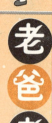

老爸老妈最喜欢的健康书

第一章
颈椎养得好，中老年人活得好

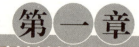

中老年人要警惕颈椎病

中老年人的脊柱常常会发生退行性改变，应该格外重视颈椎病的发生。及时发现颈椎病，康复的概率很大，而如果顺其发展的话，对身体极为不利。究竟什么样的情况才是颈椎病的前兆呢？

（1）经常落枕。

（2）颈肩部感觉不适。

（3）经常头晕、头痛，与头部活动有关。

（4）手指麻木。

（5）腹部束带感或饱胀感。

（6）颈部伴上肢放射痛。

（7）双手握物不稳或麻木。

（8）血压过低或过高。

当出现以上症状时，可能已经受到了颈椎病的困扰。当然，颈椎病的症状错综复杂，因人而异。有的中老年人会时常感到脖子发硬、发僵、疼痛，颈部活动受到限制；有的表现为肌肉变硬、手指发麻、肩背部沉重、上肢无力、握物易落等；有些中老年人出现头晕、头痛、耳鸣、恶心、视力减退等异常感觉；有些老人出现下肢僵硬，身体不听指挥，或者下肢绵软。当然，每个人的症状都是不一样的。刚开始时，表现都十分轻微,病程也相对较长。

然而,颈椎的发生都有迹可循。只有找出其中的缘由,进行针对性的改变,预防和治疗颈椎病都是有可能的。

其中,慢性劳损是颈椎病的病根。慢性劳损,指的是活动超过正常的生理活动范围的最大限度,包括长期性低头、坐姿不当、处于坐位并且长时间保持一种姿势。尽管工作量有限,但腰椎间盘突出和颈椎病的发病率极高。教师、公务员、文秘、会计等职业,都是颈椎病的高发人群。此外,经常性地打麻将和看电视也有可能造成慢性劳损。

睡眠时的不当体位也很容易造成颈椎病。睡眠的时间较长,易造成关节、韧带、椎旁肌肉的失调,影响椎管内组织,加速退行性改变过程。当枕头过高时,头部始终处于弯曲状态,更加容易引发颈椎劳损。

有些时候,不恰当的体育锻炼也会造成颈椎病。当活动量超过脊柱耐量时,脊椎负担加重,从而造成关节、椎间盘和脊椎韧带的损伤,长此以往,非常容易发生脊柱的退行性改变。

保持正确姿势,远离颈椎病

如何预防颈椎病,成为很多中老年人关注的问题。其实,只要作出针对性的改变,保持正确的工作和生活方式,颈椎病的出现概率就会大大降低。中老年人可以从以下几个方面作出改变,从而预防颈椎病。

1. 合适的睡姿 睡觉时,枕头的选择很关键,不能太高或者太低,以本人一拳高为宜。枕芯的材料选择也很讲究,尽量柔软、细碎,保持两端高、中间低的形状。

2. 正确的坐姿 在书桌前看书时,尽量保持自然的端坐位和正常的生理曲线。此外,通过调节椅子和桌面的高度比例,使自己处在最合

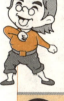

适的体位。在日常工作和生活中，尽量不要偏头耸肩，正视电脑或者书籍，使脊柱挺直。

在低头伏案时，中老年人要注意动静的结合，确保整只脚掌接触地面。选用的椅子或者工作台，尽量使脚掌平稳着地。长时间保持坐姿时，最好进行多次的短时休息，多活动四肢、颈椎，消除韧带、颈部肌肉的疲劳，防止慢性劳损。

同时，应坚持强身锻炼和颈部保健，增加韧带的强度、颈椎稳定性和颈部肌肉，努力改善颈部关节的生理功能。经常缓解背、颈部肌肉痉挛，改善血液循环，努力消除疲劳感，尝试减轻临床症状。特别是颈椎不太好的中老年人，更应该加强颈部的锻炼，保持合理的工作和生活方式。

3. 合理饮食，防止感染　在饮食上，应避免酗酒。酒精会影响钙质在骨上的沉积，导致骨质软化症、骨质疏松症，加快颈椎的退变。控制脂肪的摄入，加强氨基酸的补充，多吃富含蛋白质、维生素 B、维生素 C、维生素 D 和钙的食物。多吃新鲜蔬菜、乳制品、鱼类和豆类。

另外，还要注意预防上呼吸道感染及咽喉部炎症等常见的呼吸道疾病。此类炎症往往经淋巴系统向关节囊及颈部扩散，成为颈椎病的诱因。中老年人应该注意保暖，预防感冒和各种上呼吸道炎症，保持口腔内的清洁。夏天时，不要贪凉而让电风扇对着自己吹。颈椎不好的中老年人，应该避免急速回头以及头颈部负重，注重颈部保养。

长期以来，中老年人缺乏对颈椎疾病的认识和了解，没有在日常的工作和生活中对颈部进行必要的保健和康复，使得颈椎疾病的发生率急速攀升。实际上，只要对颈椎疾病给予一定的关注和了解，平时注意头颈部的保健，就能大大降低颈椎疾病的发生概率。

三个动作，有效对抗颈椎病

颈椎疾病不像其他病症那样令人胆颤，但其顽固性却让中老年人苦不堪言。许多治疗方法并不彻底，难以持久。

鉴于中老年人的身体素质及实用性和操作性，下面推荐3种对抗颈椎病的方法。

1. 热敷暖颈椎　热敷是中老年患者比较喜欢的治疗方式，体感相对温和，简单方便。这里，针对颈椎疾病的热敷，是将艾叶（10克）、米醋（150毫升），加水适量，煮沸约10分钟，加白酒30毫升。搅拌均匀后，将毛巾浸透，热敷颈后、肩、背部肌肉，按压有明显酸痛、紧张的部位，热敷以热而不烫为宜，每天睡前1次，不仅能有效缓解颈椎不适，还能显著提高睡眠质量。一般而言，热敷1周症状就会有明显改善，但不要停止，一直做到症状完全消失为止。

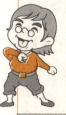

2. 睡前多举头　当头部自然后仰，目光垂直向上看的时候，后颈处于相对放松的状态，有助于消除颈椎疲劳。此状态如果能保持2小时，就相当于做了15分钟的颈部按摩。其实，中老人可以选择在每晚睡觉时不用枕头，平躺在床上，保持无枕仰卧状态1~2个小时，长期坚持，有助于防止颈椎病的发生，而且，对刚患上颈椎病的人能起到一定的治疗作用。需要注意的是，不要超时睡着，整晚这样容易落枕。

3. 交替拿捏左右肩　这种拿捏，中老人自己不方便做，所以最好让自己的老伴或者儿女来帮忙。拿捏时，操作者要抬起右手，弯曲拇指，食指、中指、无名指、小指屈曲，由上到下、由轻到重地进行，先右侧再左侧，各3~5遍。然后，再用双手同时进行。之所以先单手后双手是因为肌肉的承受力需要一个循序渐进的过程。

当然，对抗颈椎疾病的方法远不止这3种。但是，只要进行科学的保健和护理，而不是听信偏方，就能对预防和治疗颈椎疾病产生良好的影响。

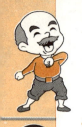

炎炎夏日，别让颈椎病缠身

随着年龄的增长，颈椎病的发病率逐步上升，尤其是中老年人。事实上，小枕头却能对中老年人的颈椎病有很好的缓解作用。

具体的做法是：患有颈椎病的中老年人仰面朝天，在颈下放置一个20厘米×40厘米的圆筒状枕头，头部稍微下垂，颈部过伸，达到牵引作用。在枕头内部，用木棉或棉花进行填充，亦可用荞麦壳或稻糠壳。对于高血压患者，选择等量的菊花、丹参、白芷和川芎，捣碎后装入枕内。使用棉花做枕芯时，一定要裹紧，不宜太柔弱。尝试这种方法，能使症状得到明显减轻，刚开始可能感觉不舒服，坚持下去，症状就会明显减轻，甚至消失。

夏季是中老年人颈椎病的高发季节，需要进行多方面的预防工作。

（1）天气炎热，中老年人外出活动的时间相对减少，待在家看电视的时间增多，易导致颈椎病。建议安排一些较为简单的运动，如远眺、擦擦窗户、仰卧起坐等，进行背部、颈部肌肉的运动，保证颈部、背部血液畅通。

（2）天气燥热，使人心情烦躁，易诱发颈椎病。实验调查表明，脾气暴躁、多愁善感的中老年人易导致神经衰弱，而神经衰弱会影响肌肉和骨关节的休息。时间一长，颈肩部会出现疼痛感。因此，专家建议中老年人应该保持积极向上的心态，乐观面对生活，注重自身健康。

（3）温度偏高，睡眠时翻身的次数相对增多，易发生落枕。在室内时，应保持较为适宜的温度，使人体感觉舒适。

（4）吹风扇或者空调温度过低时，颈部易受凉，从而增加颈椎病的发生概率。实验调查表明，颈椎病与颈部受凉存在着较大关系。

（5）午睡时，应该保持合适的睡姿，避免造成颈椎的伤害。

第二章
良好的生活习惯，腿脚更利索

步行是最好的运动

究竟什么样的运动才是最好的呢？

世界卫生组织指出，步行是世界上最好的运动。经历了300万年的时间，从猿进化到人，人的身体结构正是适应步行而进化的结果。因此，从人的身体结构来说，步行是最好的运动方式。另外，步行既简单又方便，具有广泛的实用性。

美国心脏学会奠基人、著名的心脏学家、曾三次担任美国总统的保健医生怀特博士指出：从进化论的角度而言，步行是最适合人类的运动，对健康具有极大的好处。为此，怀特博士将步行作为心脏病人康复治疗的方法，并取得了突出的实践效果。

怀特博士建议成人应坚持每日步行锻炼，将之作为终生的运动方式。怀特博士将自己的学术研究成果编纂成教科书，深刻影响了几代人。为此，怀特博士曾经说过："没有紧张，没有烦恼，也就没有高血压。"在怀特博士80多岁时，曾拜访

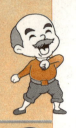

过中国,不乘电梯,坚持步行。作为著名的医学专家,怀特博士的运动理论对现代运动理念产生了深刻的影响。

那么,步行究竟存在着怎样的益处呢?

1. 适合任何年龄层次 步行十分简单,时间、路线、节奏完全掌握在自己手里,可选择的余地很大。步行可以随意发挥,老少皆宜。

2. 没有地点的限制 无论是平原、山区还是草原,无论是刮风下雨还是艳阳高照,都能满足步行的需求。

3. 放松减压 步行能够有效地疏导生活和工作压力,使大脑皮层紧张的状态得到放松。当大脑得到休息时,人体的不良情绪便会得到缓解,从而能够保持愉悦乐观的生活心态。

4. 防治疾病,塑体美形 在步行时,腿部关节得到充分的锻炼,能够有效预防关节疾病和骨质疏松。大量的实验研究发现,步行4公里可以消耗约300千卡的热量。因此,步行可以消耗体内热量,减少多余脂肪,对偏胖的中老年人是一种不错的选择。

5. 增强心脏功能,加快新陈代谢 步行时,人的心跳会加快,能够有效促进血液循环。当心率提高并保持稳定时,心脏和血管的强度和韧性得到明显增强,对于提高心脏功能具有极大的好处。每天坚持以每小时3公里的速度步行2小时,对于预防冠心病等心脏疾病具有很好的作用。

以上5点说明,步行确实是一种非常健康的运动方式,更加适合中老年人。下面,为中老年朋友提供3种不一样的步行方式:

1. 散步 散步讲究轻松随意,保持1分钟30米左右为宜。散步时,血液循环加快,能够锻炼心脏、降低血压和血糖、增强血管弹性、改善消化功能,对于失眠等症状有较好的治疗效果。对肥胖、神经衰弱、心脏病等患者,散步是一种较好的运动选择。

2. 快走 快走时，步幅要适中，速度控制在1分钟100米左右。快走能够锻炼身体素质，提高呼吸和心脏功能，释放人体压力，调节自身心理状态。当然，快走更加适合体力充沛的中老年人。

3. 赤足步行 赤足步行，对于足部穴位、神经、韧带、肌肉具有很好的刺激作用。接着，反馈给中枢神经系统，使得体内的器官和组织功能得到提高，进而可以保持健康的身体状态。

晨练之前先饮水

养生专家建议，在中老年人晨练前，用淡盐水或者凉白开进行漱口，再饮用适量的凉白开，对于祛病强身、延年益寿具有良好的效果。

那么，晨练之前饮水究竟具有怎样的益处呢？

第一，有利于排便。排便动作，首先与中枢神经系统的控制有关，也与粪便中的水分有关，它对于排便难易有直接的关系。坚持清晨饮水，使得肠胃每天得到清理和洗刷，不易发生淤积干结，更不会发生便秘。坚持清晨饮水，是总结长寿经验而得出的。

第二，具有润喉、醒脑、防止便秘和口臭的作用，对某些皮肤病和咽炎有较好的治疗效果。到了中老年的时候，人体内的水分会逐步减少，出现生理性失水。如果不及时补充水分，皮肤会显得干燥，且具有皱纹。坚持每天清晨饮水，可以滋润皮肤，推迟和减缓皱纹的出现，具有较好的美容作用。饮用淡盐水比凉开水作用更为明显，具有一定的消毒作用。

第三，清晨饮水，因腹中空空，水在胃中停留时间较短，进入肠道之后，能迅速被肠黏膜吸收并进入血液，对于稀释血液、增强心脏解毒功能和消化道的排泄能力以及促进人体新陈代谢具有较好的作用。

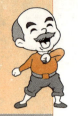

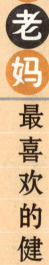

饮水后进行晨练,肌肉的收缩、肢体的动作能够很好地将胃肠内壁绒毛间的污垢洗刷干净,有利于排毒和食物营养素的吸收。值得注意的是,患有高血压、心脏病和水肿的中老年人不宜饮用凉淡盐水,应饮用凉白开。

学会科学爬楼梯

古人说过:"人老腿先衰。"双腿承担着重要的支柱性作用。衰老的时候,骨质变得疏松,骨头也很脆弱。特别是上了年纪的老年人,随着心肺功能的减弱,肌肉变得松弛,收缩力和弹性逐步下降,开始呈现出步履维艰、行走缓慢等老年步态。于是,腿脚成为衡量中老年人是否衰老的重要指标。

当然,面对身体老化的自然现象,人并非不可作为。适度的步行,能够锻炼腰背和腿部肌肉,改善骨头和肌肉的血液循环,减缓骨质疏松的发生。同时,步行还能够锻炼人体的呼吸和循环系统。现代人大多住在高层建筑,有很多中老年人将爬楼梯看成是一种负担。实际上,爬楼梯是一种非常理想和健康的健身运动,运动量也非常大。

实验研究表明,每天爬 5 层楼梯,发生心脏病的概率比乘电梯的人少 25%。爬 6 层楼梯上下 2~3 趟,与慢跑 800~1000 米的运动量大致相等。爬楼梯时,两臂处于摇动状态,腿、颈、腰、背等各个肌肉和关节处于活动状态,血液循环加速,肺活量加大,能够有效促进人体新陈代谢,有利于增强关节、肌肉的弹性、力量和灵活性。所以,爬楼梯对预防冠心病、肥胖病、糖尿病和高血压等疾病具有很好的作用。

当然,爬楼梯需要讲究科学方法,时间不宜过长。一般情况下,20~30 分钟为宜,以慢步登梯为主,保持均匀的步伐,控制好节奏。

多下蹲，强心力

中国有句俗话："多下蹲，强心力。"在生活中，下蹲看起来可能不雅观，但专家认为，下蹲对于人体健康具有极大的好处。

长时间保持坐姿，当站起来后会产生头晕、目眩、双眼发黑，甚至会发生暂时性昏厥。究其原因，主要是心力弱，缺乏必要的锻炼，而下蹲正好能够增强心脏活力。下蹲时，膝关节和髋关节得到最大限度的折叠，躯干肌肉能够得到较好的锻炼。

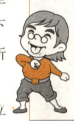

闲暇时，中老年人可以适当地进行下蹲运动，每天坚持转腿。站立时双脚并拢并微微下蹲，双手按住双膝，顺时针旋转若干圈，再逆时针旋转若干圈，坚持几分钟。下蹲时，腹部血液受到挤压，可缓解腹部淤血，促进静脉回流，缓解视力疲劳，防止近视和视力衰退。另外，可以增强腿部肌肉和膝部关节力量，能够治疗风湿性关节炎、小腿抽筋、下肢静脉曲张和膝关节疼痛等症，效果十分明显。

下蹲的方式具有很多种，具有随时随地可以进行练习的特点。练习之前，最好做一些预备动作，保持身体节奏的平衡。具体动作为：两手叉腰，双脚站立，与肩同宽，双目平视。然后松腰屈膝缓慢下蹲，并保持脚跟离地，重心落于前脚掌上，上身保持直立，避免前倾。意念随着下蹲动作将浊气自丹田处引出体外。起立时，咬紧牙关，气运丹田，慢慢吸气并站直身体。

下面，为中老年朋友介绍几种合适的下蹲操。

1. 一般性下蹲操 先活动全身，使筋骨舒展；而后直立，双脚与肩同宽；手向胸前平伸，脚后跟提起，屈膝下蹲，臀部紧贴脚后跟，上身尽量保持直立，蹲下后停留片刻即复原。如此反复进行，早、晚各1次，健身效果良好。

2. 下蹲运气操 两手叉腰，双脚与肩同宽；松腰、屈膝，慢慢下蹲；下蹲时脚跟离地，重心落在前脚掌，上身尽量保持直立，同时口念"呵"字音，意念随着下蹲动作，使浊气呼出；起立时咬紧牙关。每回下蹲18～36次。

3. 五步下蹲操 双脚分立与肩同宽。按下列顺序进行：

（1）双手侧平举，掌心向下。上半身向左侧弯曲，右臂经体侧上提至头顶上方，左臂向左边慢慢下降，复原后再做右侧弯曲。各做8～16次。

（2）双手向前平举，双手掌心相对，同时屈膝半蹲；然后，双臂慢慢地左右分开，呈侧平举，扩胸；掌心向前，同时慢慢地站立。如此做8～16次。

（3）左手从体侧上举，掌心用力上托，同时右手掌用力下按，下半身稍微下蹲。如此做3～6次。然后右手上举，左手下按，下半身稍微下蹲。如此做3～6次。

（4）双臂在体前交叉展开，同时左腿屈膝提起，再放下，手臂复原。然后，双臂交叉展开，右腿屈膝提起，再复原。如此做3～6次。

（5）左手叉腰，右脚前进一步，成右弓步，右手掌心向上，在胸前逆时针方向画圈8～16次；然后，右手叉腰，左脚前进一步，成左弓步，左手掌心向上，顺时针画圈8～16次。

当然，在练习下蹲时，中老年人可以根据自身的体质，进行适当的调节。有些时候，可以半蹲，甚至只做屈膝状，再逐步加大下蹲幅度。对于身体素质较差的中老年人，可以双手扶着桌沿椅背。对于身体易前俯后仰的中老年人，可以靠着墙壁，以保持身体平衡。

第三篇 中老年人骨骼保养秘密

第三章
挺直腰板，让腰更舒适

腰为肾之府，要精心呵护

在中国传统养生保健理论中，素有"腰为肾之府"之说，腰部的锻炼与保健向来受到重视。于是，诞生了很多锻炼腰部的方法，多是俯仰、转腰、松胯等运动，来疏通腰部的气血运行，达到强腰健肾的目的。

下面，为中老年朋友推荐几种简单易行的锻炼方法：

1. 转胯回旋 两腿开立，稍宽于肩，双手叉腰，调匀呼吸。以腰为中轴，胯先按顺时针方向做水平旋转运动，然后再按逆时针方向做同样的转动。速度由慢到快，旋转的幅度由小到大，如此反复各做10～20次。注意上身要基本保持直立状态，腰随胯的旋转而动，身体不要过分地前仰后合。

2. 前屈后伸 两腿开立，与肩同宽，双手叉腰，然后稳健地做腰部充分的前屈和后伸各5～10次。运动时要尽量使腰部肌肉放松。

3. 双手攀足 全身直立放松，两腿可微微分开，先两臂上举，身体随之后仰，尽量达到后仰的最大限度。稍停片刻，随即身体前屈，双手下移，让手尽可能触及双脚，再稍停，恢复原来体位，可连续做10～15次。注意身体前屈时，两腿不可弯曲，否则效果不好。老年人或高血压患者，弯腰时动作要慢些。

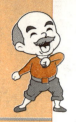

4. 拱桥式 仰卧床上，双腿屈曲，以双足、双肘和后头部为支点（5点支撑），用力将臀部抬高，如拱桥状。随着锻炼的进展，可将双臂放于胸前，仅以双足和后头部为支点（3点支撑）来进行锻炼，每次可锻炼10～20次。

5. 交替叩击 两腿开立，与肩同宽，两腿微弯曲，两臂自然下垂，双手半握拳。先向左转腰，再向右转腰。与此同时，两臂随腰部的左右转动而前后自然摆动，并借摆动之力，双手一前一后，交替叩击腰背部和小腹，力量大小可酌情而定，如此连续做30次左右。

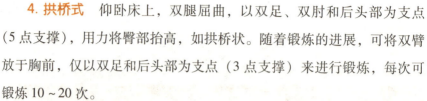

没事抖抖腰，健康少不了

肾，俗称腰子，在后腰两侧。有些中老年人的两侧是凉的，便是因为肾虚。因此，养肾要注意保暖，尤其是两侧。随着年纪的上升，肾气渐衰，腰部问题也会增多。平时晨练时，中老年人可以通过"抖抖腰"的方式，让肾气渐渐地旺起来。当肾气足了以后，腰部健康才能得到保证。

具体做法为：双手呈握拳状，拳心虚空，贴在后腰处，轻轻跳动，脚尖并不离地，有一种脚尖踮起的感觉。双拳不动，全身抖动至腰部微热为止。

在抖肾时，膝关节的抖动带动了全身关节的活动，尤其是脊柱，对养护腰椎也有较好的效果。抖腰能够活动肾气，使体内的阳气生发出来。中老年人缺乏运动，致使体内阴气过盛，阳气不足，因而出现疲劳、乏力、健忘等症状。在长时间的脑力劳动过后，抖5分钟左右，能够有效缓解工作带来的疲劳感。

对于有膝伤的中老年人，抖肾运动可能不太适合。但是，可以代之以擦肾，即两手搓热后，掌心上下摩擦肾部至微热，仍然具有很好的养生效果。

壮腰八段功，专业腰部锻炼法

关于练腰，有这么一种说法："少年练腰练到老，能文能武寿亦高。"说到练腰，"壮腰八段功"是必须要提到的话题。"壮腰八段功"源于秦汉时期的导引功，长期以来流传于民间，具有行气活血、舒筋壮骨、健腰益肾等作用。其动作以练腰为主，更加适合腰肾有病的中老年人。

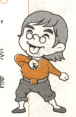

1. 拧腰功——大鹏展翅万里遥

准备姿势：保持直立，双脚平开与肩同宽，双臂自然下垂，目视前方，脖子要直，头要摆正。

双腿站立不动，以腰为轴心，旋身左转，双臂平举并跟随身体旋转，掌心朝上，双眼目视左手手心；稍后，再向右重复上述动作。

在扭动时，将自己想象成展翅高飞的大鹏，保持左右观望之势。起初，可以保持缓慢之势，以及呼吸的均匀，不要闭息气。此外，旋身时可以保持手臂呈现出一条直线，尽量保持住180°的弧度。

2. 翻腰功——鹞子翻身腾九霄

准备姿势：双脚站立，俯身，弯腰，垂臂。

垂下的手臂跟随腰部旋转，自下向左、上、右举起，再向下呈准备之势。此外，头部也要随着转动，从低头开始，逆时针旋转一圈。双目需要注视双手，旋转时，头部便会自然地跟随转动；稍后，再向右重复上述动作。

3. 侧腰功——古松迎客斜展枝

准备姿势：站立，双脚保持与肩同宽。

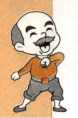

右手上举，屈肘横臂放于脑后，掌心朝前，手指向左。再将左手下伸，屈肘横臂放于腰后，掌心朝后，手指向右。然后，腰保持柔和的姿态向左侧弯曲，手臂向对侧伸展；稍后，做右面的动作，方向与左面相反。

4. 拗腰功——降龙伏虎称英雄

准备姿势：双脚站立，屈膝下蹲，抱拳于腰际，拳心向上，呈现出马步腰拳式。

这个动作分为两个部分：第一部分是将腰际处的左拳伸至肚脐外的一拳半处，拳心朝下，虎口正对着肚脐。同时，右拳上伸至额头外一拳半处，拳心向外，虎口向下正对左拳。

第二部分是两脚向左由马步变为弓步，拳头变为手掌，左掌由左胯部向后下方按掌，右掌在额头左侧向外撑，掌心向外，颈部与腰部尽量拗至左后方极度，目视左手；稍后，自第二步开始，重复右式动作。

5. 折腰功——二龙戏珠显灵功

准备姿势：双脚站立，与肩同宽。

手臂从侧面呈"一"字形平举，掌心向下，弯腰俯身向左扭转，右臂自然下垂慢慢指向左足。同时，左手臂向上指向天空，手臂保持"一"字形；稍后，重复向右的动作。

6. 拍腰功——货郎击鼓神逍遥

准备姿势：双脚站立，与肩同宽，双臂自然下垂。

手臂随腰部左右转动，自然拍打腹部、腰部等处。拍打时，以身体感觉舒适为准。

7. 弯腰功——观天按地练精气

准备姿势：双脚站立，双手后托腰部，指尖向下。

身体后仰，呈反弓之势，仰面朝天，深呼气。然后身体前倾俯身弯腰，双臂顺势自体侧向地面按压，指尖朝前，并呼气。再直腰起身，恢复至准备之势。

8. 晃腰功——黑熊晃身天柱摇

准备姿势：保持直立。

左脚向前迈一小步，腰部向右摆动，右肩上耸，左肩下沉。然后，腰部向左摆动，左肩上耸，右肩下沉。伴随着两脚的一落一起，两肩的一沉一耸，整个上半身以及腰部左右摆动，手心朝下，围着身体前后转动，头部左右晃动。

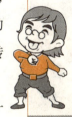

"壮腰八段功"，是对腰部进行的针对性锻炼，张弛有度，效果十分显著。其实，"壮腰八段功"的运动量很大，需要结合自身体质，量力而行。对于体质较弱的中老年人，可以练习几个动作，等熟悉之后再完整练习。

对于中老年人来说，锻炼时要注意力度的柔和，控制好幅度，具体的次数依据自身身体素质来定。关于"壮腰八段功"，有一个口诀："大鹏展翅万里遥，鹞子翻身腾九霄。古松迎客斜展枝，降龙伏虎称英豪。二龙戏珠显灵功，货郎击鼓神逍遥。观天按地练精气，黑熊晃身天柱摇。"

注重腰椎保暖，防止腰肌劳损

在腰椎疾病中，腰肌劳损是发病率最高的。那么，腰肌劳损是如何发生的呢？

生活作息的不规律，熬夜打麻将、熬夜加班，都会使腰部处于疲劳状态。一旦这些生活习惯得不到改变，会造成积累性腰部损伤，最后形成腰肌劳损。

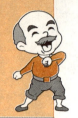

  中老年妇女出现的腰肌劳损，与年轻时的穿着打扮存在着密切联系。为了展示良好的身材与个性，不少年轻女性选择低腰带、露肚装等较为时髦的服饰，致使腰部受不到保护。等上了年纪之后，便会出现各种腰部问题。

  其实，腰部十分怕冷，当寒气来袭时，肌肉收缩甚至发生痉挛，造成血液循环不足，影响椎间盘营养素的供应。当椎间盘压力上升时，身体健康便会受到威胁。

  所以，中老年人一定要注意腰间的保暖，避免受寒。必要的时候，可以采取一定的护腰措施，加强自身保护。

第三篇　中老年人骨骼保养秘密

第四章
骨质关节养得好，活得轻松自如

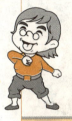

❦ 关节疼，疾病在敲门

在日常生活中，关节痛对中老年人的身体健康构成了极大的威胁。如果得不到及时的治疗，会对晚年生活造成恶劣的影响。当中老年人出现关节疼痛时，疾病有可能在敲门。

关节疼痛分为急性关节疼痛和慢性关节疼痛两种，极为常见。除了自身关节出现问题外，还有可能是其他疾病的先兆。

引起急性关节疼痛的疾病有急性感染性关节炎，如病毒和细菌引起的关节炎；自身免疫与变态反应性关节炎，如风湿性关节炎。部分女性在月经来潮前出现膝关节疼痛、肿胀，休息后有所减轻，并有腹泻、肢体水肿等症状，月经后症状逐步消失，都是月经性膝关节疼痛的表现。

引起慢性关节疼痛的疾病主要有自身免疫性慢性关节炎，像类风湿性关节炎等；代谢障碍性关节炎，如骨质增生等都会引起关节疼痛。此外，外伤、血液病所导致的神经系统疾病和关节炎，也有可能引起关节疼痛。

❦ 治疗肩周炎的5种方法

肩周炎高发于50多岁人群，女性比例高于男性，以体力劳动者为主。对于调治肩周炎，具有以下5种方法：

1. 罐疗法 常用的拔罐穴位有肩井、肩前、肩贞、天宗等穴位，每次选2个穴位，交替使用。

2. 中药热熨、热敷 可以选用活血化瘀、舒筋活络、消肿散结的中药热熨、热敷，同时也可服用养血荣筋丸、活血止痛散等中成药。

3. 刮痧疗法 刮痧疗法采用的工具——刮痧板，有许多种，传统的方法是使用牛角板，因其消毒时易断裂，多不使用。主要使用玉制板，易于消毒，可反复使用。刮痧时，应在施术部位涂抹刮痧油，以减少刮痧时对皮肤的损伤，并加强活血化瘀、疏通经络的作用。常选用的经络有手臂外侧的肺经、大肠经。每周可刮1~2次。

4. 自我功能锻炼 功能锻炼对肩周炎患者来说十分重要，特别是适当做大幅度肩关节的运动，对预防肩关节的粘连、肩部软组织的挛缩，大有好处。

（1）弯腰转肩：患者弯腰垂臂，甩动患臂，以肩为中心，做由里向外，或由外向里的画圈运动，用臂的甩动带动肩关节活动。

（2）后伸下蹲：患者背向站于桌前，双手后扶于桌边，反复做下蹲动作，以加强肩关节的后伸活动。

（3）爬墙：患者面向站于墙前，双手上抬，扶于墙上，努力向上爬，要每天比前一天爬得高。

5. 饮食调理 在饮食上，预防和治疗肩周炎都要多吃具有理气、活血、通络作用的食品和强壮筋骨的食物。肩周炎患者的饮食宜温，不宜生冷，可少量饮低度酒或黄酒。可以选择玉米、粳米等为主食，副食则可选择山楂、丝瓜、油菜、西瓜子、芝麻、羊肉、猪腰、韭菜、虾、核桃、黑芝麻、木瓜、当归等可调理气血、舒筋活络的食物，少吃生冷寒凉食物。

温泉疗法，赶走关节湿气

50岁以上的中老年人，是关节炎的高发人群。关节炎发病十分缓慢，会有腰、膝、髋同时患病的可能。关节炎的症状分为关节动作僵硬感和关节酸痛，以休息后刚开始活动为甚。天气转冷或受凉、劳累时，关节酸痛症状都有加重的可能。

在关节炎患者的医疗保健中，温泉疗法是一种非常不错的方法。温泉疗法的主要作用是祛湿，利用泉水的物理和化学综合作用，达到防止和治疗的目的。在中医理论中，泡温泉具有两个方面的作用：水疗作用和热敷作用。因此，泡温泉法对于治疗皮肤病和关节疾病具有非常好的效果。

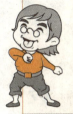

冬天，很多中老年人喜欢泡温泉。其实，泡温泉不像泡澡，需要有所讲究。不同泉质的温泉，具有不同的治疗效果。一般情况下，需要依据自身实际，选择最适合自己的温泉。此外，泉水的温度也与治疗效果有关。总的来说，微温浴时间稍长，高温浴时间宜短。40℃的水温，保持在20～30分钟，41～45℃的水温，保持5～10分钟。每天1次，1周休息1天，20次为1个疗程。

此外，在泡温泉的时候，需要注意一些事项。抵达矿泉疗养池后，进行适当的休息以适应周围的环境，经医生检查之后，方可进行浴疗。入浴前，先将两足放入浴池，再放入腿，接着坐入浴池。浴中倘若出现头晕、恶心等症状，应缓慢坐起，出浴，休息一会儿。时间不宜过长，要按时出浴，出浴后擦干全身。浴后可补充适量的盐开水，最好卧床休息一会儿。

合理运用粥汤，可强筋健骨

骨质疏松，成为困扰很多中老年人的难题。主要特征为骨头松软，

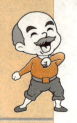

易骨折和劈裂。多吃富含营养，特别是富含钙质的食物，便能达到强健筋骨的目的。

对于很多中老年人来说，在发现骨质疏松的情况之后，应格外注意饮食上的营养搭配。在《本草纲目》中，记载了很多补钙健骨的食物，再配合现代养生理念，可以制作很多富含营养的食物。下面，为中老年朋友推荐几种治疗骨质疏松效果显著的食物疗法。

1. 甲鱼杞参汤 准备甲鱼1只，枸杞子30克，熟地10克，西洋参5克，调料适量。将甲鱼宰杀，去头、爪、肠杂及甲壳，洗净切块，与洗净的西洋参、熟地、枸杞子共置砂锅内，加水炖1小时，调味，吃肉喝汤。每日1剂。

此汤可滋补肝肾，适用于肝肾阴虚型骨质疏松。

2. 鱼头炖豆腐 准备鲢鱼头、豆腐块各500克，蒜瓣、食醋、姜片、精盐、麻油各适量。将鱼头去鳃，洗净后横向剁成2块，放入砂锅中，加入食醋、蒜瓣、姜片和适量清水，大火烧开后用小火炖40分钟，加入麻油、精盐、豆腐块，再炖10分钟，入味即可食用。

3. 核桃补肾粥 准备核桃仁、粳米各30克，莲子、怀山药、黑眉豆各15克，巴戟天10克，锁阳6克。将上述材料洗净，黑眉豆可先行泡软，莲子去心，核桃仁捣碎，巴戟天与锁阳用纱布包裹，同入砂锅中，加水煮至米烂成粥，捞出药包，调味，酌量食用。

此粥可补肾壮阳、健脾益气，适用于脾肾两亏的骨质疏松症患者。

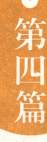

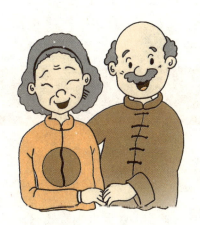

第四篇 中老年人四季养生秘诀

现代医学气象学研究结果表明,气候变化与人体健康密切相关。在造成人体衰老的因素中,气候因素也是其中的一种。因此,倡导不同气候的养生之道是非常科学的。

在中国传统中医疗法中,素有"冬病夏治"与"夏病冬治"的说法,显示出了对季节养生特点的重视。明代著名医学家张景岳曾经说过:"春应肝而养生,夏应心而养长,长夏应脾而养化,秋应肺而养收,冬应肾而养藏。"人体的生理活动,必须要符合四季阴阳变化,才能与外部环境保持协调一致。

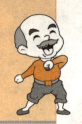

第一章

春 季

 春季养生之道

春天,是"百草回芽、百病易发"的季节。天气乍暖还寒,忽冷忽热,变化无常。随着气候变暖,病毒、细菌容易繁殖,导致人们生病。因此,春季的养生防病显得格外重要。

1. 春季常见病 天气转暖,为病毒、细菌的繁殖生长提供了较好的条件。春天,是感冒、水痘、麻疹、流行性脑脊髓膜炎、猩红热等传染病的高发季节。

春天百花齐放,花粉四处飘扬,多变的气候,容易导致免疫性、过敏性疾病,如过敏性鼻炎、咽喉炎、过敏性哮喘等。慢性疾病如慢性气管炎、胃窦炎、慢性结肠炎、胃及十二指肠溃疡病,在春季易复发。

特别是早春,气温和气压变化幅度很大,容易导致人体交感神经过度兴奋,血管收缩,血压升高,中老年人易发生血管硬化等现象,从而诱发和加重各种心脑血管疾病。

2. 春季养生防病 防病的实质在于提高个体的免疫力,从而抵抗各种病毒、细菌的侵袭,摆脱疾病困扰。一般来说,采用自然的调养方法才是最健康的,也是对人体最有利的。在达到强身健体的目的之后,就能及时预防和抵抗各种疾病的滋生和复发。一般可以从两个方面进行调养。

第一，起居调养。春风和煦，万物复苏，人体的新陈代谢变得旺盛。而中枢神经系统却处在一种催眠、镇静状态，感觉疲惫、困倦。因此，中老年人应该注意早睡早起，时常进行户外活动，呼吸新鲜空气，保持同自然的接触。

春季人的体表疏松，抵抗力较弱，更要注意衣着，不能急于脱下棉衣。特别是体质较弱的中老年人，更应该注意保暖防风，应对随时出现的气候变化。春季气候干燥，还要注意皮肤的保湿工作。

第二，饮食保养。春季，应以温补、清淡的食物为主，不宜过于辛辣、油腻。高蛋白、多矿物质、高维生素、低脂肪的食物应该作为首选，可以进行更为丰富的营养搭配。

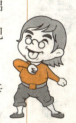

春季锻炼注意事项

春天是万物更新的季节，有利于人体的新陈代谢和精气神的恢复。春天是体育锻炼的最佳时节，中老年人纷纷走出家门，呼吸新鲜的空气，通过锻炼强身健体。但是，不适当的体育锻炼会给人体带来危害。因此，中老年人在春季锻炼时，需要注意一些事项：

1. 不宜过早 初春时节，早晨气温依然很低，雾气很浓。过早地进行体育锻炼，人体易感风寒，引起感冒、哮喘、肺心病等疾病的加重。因此，较适宜在太阳初升后外出锻炼。

2. 不宜空腹 清晨，中老年人的新陈代谢相对缓慢，体温和血液偏低。因此，晨练之前进行适量的饮食，比如喝牛奶、麦片、蛋汤等，为人体补充必需的水分，增加热量供应，加速血液循环，提高人体免疫力。

3. 不宜着急 早晨起床后，中老年人的肌肉十分松弛，关节韧带僵硬，四肢并不协调，需要适度地活动身体，使身体渐渐地舒展开来。

此时，扭动腰肢、活动关节，能避免因急于锻炼而造成的身体损伤。锻炼时要循序渐进，量力而行，千万不要过于激烈，以防心、肺等疾病的发生。

小心"倒春寒"，避开生活误区

自立春开始，冬季结束，春季即将到来。但从真正意义上来说，冬季还没有完全过去，气温依然反复多变。中老年人的身体素质本来就较弱，初春时节应更加重视呵护身体。在现实生活中，会存在一些误区，导致不必要的健康问题。

其一，有些中老年人认为，只要带上口罩，就能抵抗冷空气，从而预防感冒。

在人体的鼻黏膜中，藏有大量的血管，血液循环旺盛。当冷空气经鼻腔进入肺部之后，与体温大致接近。人体的耐寒能力应该通过体育锻炼来加强，而不是简单的戴口罩，那样会使人体变得十分娇气，难以适应寒冷的天气。适度的体育锻炼，对于增强人体素质，抵抗各种春季流行病具有显著的效果。

其二，当脸部被寒风吹凉之后，用热水洗脸，希望可以迅速恢复脸部温度。

在冷空气的刺激下，毛细血管和汗腺处于收缩状态，遇热后会迅速扩张，易使脸部产生皱纹。此时，用稍低于体温的温水洗脸，能使气血缓慢地恢复，对机体循环具有极大的好处。

其三，中老年人认为饮酒可御寒。

饮酒时，酒气上扬，浑身感觉发热，这是酒精的作用，而且饮酒之后，容易导致酒后寒。因此，中老年人不应该通过饮酒来御寒。

其四，用炉子烤冰凉的手脚。

用炉子烤时，能通过热力的作用，使气血顺畅，达到活血祛风的作用。但是，在手脚冰凉之后，用炉子烤较易形成血瘀和冻疮。当手脚冰凉之时，最好先通过搓揉使手脚表面温度上升，再移至取暖器或者热水中，使其恢复到正常温度。

其五，皮肤瘙痒时，使劲用手抓和用开水烫。

立春时节，皮肤较易感觉干燥和瘙痒。主要是由于皮肉间气血不和，产生微热所致，或是血虚风燥阻于皮肤，内生虚热。浑身发痒时，许多中老年人通过手抓或者开水烫的方式来止痒，不仅对皮肤造成损伤，也不能从根本上止痒。其实，最正确的方法应该是多饮水，多吃新鲜水果和蔬菜，少吃酸辣等刺激性食物，平时注意保持皮肤表面的清洁。

野菜，无污染的绿色食品

野菜，被普遍称赞为无污染的绿色食品，既营养丰富、味道鲜美，药用价值也很高。下面，为中老年朋友推荐几种比较常见的药食兼优的野菜。

1. 马兰头　又称马郎头、鸡儿菜、路边菊等，属菊科多年生草本植物。人们常摘其嫩茎叶作为蔬菜，因此才得此名。马兰头富含无机盐和维生素，营养价值超过菠菜。在马兰头中，维生素C的含量超过柑橘类水果，维生素A的含量超过番茄。

中医学家认为，马兰头味辛性凉，具有清热解毒、利尿消肿、凉血止血等功效。在预防和治疗扁桃体炎、咽喉炎、急性肝炎、高血压等方面，均具有良好的效果。

在食用方面，马兰头既可凉拌，也可炒食，甚至可以晒成干菜。将马兰头汆后切成末，与熟火腿、熟鸡肉末搅拌，放入白糖、精盐，再浇上麻油的话，味道更佳；将嫩马兰头与嫩笋片清炒，清香有余；红烧丸子或红烧肉，由熟马兰头垫底，荤素搭配，色香味俱佳；在肉末中加入切成碎末的马兰头，可包饺子、馄饨和蛋卷，味道十分可人。

2. **苦菜** 又名苦苣菜，含多种维生素和蛋白质，可采食。生吃时有点苦味，待开水冲洗后再制熟，可去除苦味。苦菜可用于炒蛋、炒肉、做汤，加入大豆粉后可制成豆腐。沸水烫后可直接蘸面酱食用。苦菜性寒味苦，可以凉血、清热解毒，对治疗急性咽炎、乳腺炎、蜂窝组织炎和上呼吸道感染等疾病均具有良好的效果。脾胃虚寒者，尽量少食。

3. **香椿** 又名春芽或红椿。香椿芽具有多种吃法，比如油炸香椿、椿芽炒肉、凉拌椿芽、椿芽炒蛋等，具有浓厚的特色风味。

4. **侧耳根** 又名鱼腥草，能够利水消肿、清热解毒，对治疗胃癌具有一定的功效，能滋补身体，促进毛发生长，使毛发更加健康。

多喝蜂蜜，提高人体免疫力

中国古代医学家孙思邈曾经说过："春日宜省酸增甘，以养脾气。"意思是：春季应该适当地补充一些甜食。冬天过后，中老年人的户外活动开始增多，体力消耗较大，因而需要补充更多的能量。此时，人体内的脾气较弱，肠胃消化能力有限，不适合吃太多的肉类食物。因此，人体的能量供应主要来自于甜食。

而糖中的极品为蜂蜜，故蜂蜜是较为理想的春季滋补品。中医认为蜂蜜味甘，能润肠通便、补中益气。春季气候仍然多变，乍暖还寒，较易感冒。蜂蜜还具有清肺解毒的功能,可增强人体免疫力。

现代营养学认为,蜂蜜中含有多种维生素和矿物质,能提供人体必需的能量。春季,每天饮用1~2汤匙的蜂蜜,用温开水或牛奶冲服,对人体的滋补作用十分明显,特别适合身体素质较差的中老年人。但是,在食用蜂蜜时,应该注意一些禁忌:

(1) 每次的食用量控制在25~50克左右,不宜超过100克。过多的营养不易被人体吸收,可能会造成轻微腹泻。

(2) 蜂蜜不宜与韭菜、豆腐、葱、蒜同食。这些物质中的成分,与蜂蜜中的成分形成对抗,易对人体产生危害。

(3) 蜂蜜具有明显的升糖作用,糖尿病人不宜食用。

(4) 蜂蜜中含有肉毒杆菌,对婴儿可能会造成中毒症状,特别是小于6个月的婴儿。

(5) 孕妇禁食蜂蜜。

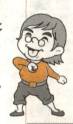

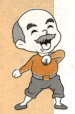

第二章 夏季

八项注意，保证人体健康

盛夏酷暑，从健康的角度出发，需要注意八个方面的事宜：

1. 保证充足的睡眠 人体健康与睡眠存在着很大的关系，俗话说："每天睡得好，八十不显老。"良好的睡眠是健康的保证，对增强人体抵抗疾病的能力至关重要。酷夏时节，天气炎热，再加上蚊虫叮咬，容易导致睡眠不足或者睡眠质量较差。因此，在夏季保健养生中，充足的睡眠是第一位的。每天中午，应该保证一定的午睡时间。晚上，不宜睡得过晚，以免打乱人体生物钟。

2. 莫多食冷饮 冷饮过多食用，会影响肠胃蠕动，缩短食物在肠胃中的停留时间，对食物营养的吸收造成影响。夏季时节，人体内的热量容易聚集，大量进食冷饮后，会造成腹痛、肠胃痉挛等。

3. 莫贪凉 出汗回家后，不要立即用冷水冲洗身体，否则易造成全身毛孔闭合，使热量难以散发。不要经常卧在水磨石地或者砖地上，否则易形成关节炎、坐骨神经痛等。空调温度不宜过低，否则使室内外温差过大，导致人体难以适应。

4. 注意防晒 夏季时节，骄阳似火，外出时尽量避开晌午，注意戴遮阳帽、太阳镜和打遮阳伞等。注意涂抹防晒霜，避免过度劳累。

5. 木上不久坐 中国有句俗话："冬不坐石，夏不坐木。"夏天温度高，湿度大，露天中的木头含水分较多，在太阳的暴晒下，会散发出潮气，容易导致关节炎、痔疮等。

6. 进补宜益气 夏季高温，人体容易出汗，从而导致气衰。中医有"补气防暑法"，宜服用一些补气药物。最常见的补气药是西洋参，五味子（3g）捣碎后煎汤代茶饮也较为适宜。

7. 尽早预防疾病 夏季温度高，蚊蝇及其他病原微生物大量繁殖，随着人体消耗量的增大，抵抗力逐步下降，患病的可能性增大。因此，在夏季应该注意预防各种疾病，保证人体健康。

8. 补充钾、钠等食物 盛夏时节，人体易出汗，导致钾、钠的过分流失。因此，中老年人应该多补充钾、钠元素和水分，多吃一些含钾、钠的食物和水果。

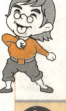

夏季是治疗"冬病"的最好时机

夏季是一年中最热的季节。在我国许多地方，时常会出现40℃左右的极端天气。当连续出现温度高于37℃的天气时，无论是在家还是外出，人们的活动会受到很大的影响。

夏季虽热，但强烈的阳热之气能够疏通人们的经络，驱除中老年人身上的寒湿邪气。此时，正是"冬病夏治"的最好时机。对于中老年人来说，应该抓住有利时机，治疗困扰健康的各种病症。

夏季治疗手段丰富多样，比如针灸、按摩、食疗、理疗、擦浴、拔火罐、穴位贴敷等。其中，穴位贴敷深受大众欢迎。下面，为中老年朋友推荐几种贴敷的验方：

1."老寒腿"患者 用川乌50克，吴茱萸30克，艾叶、透骨草各9克，细辛6克，研为细末。把药末用纸包好后，外用纱布重包，用线

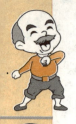

缝好，垫在脚心上。从初伏开始使用，二伏换一料药，三伏再换一料。

2. 风湿性关节炎患者 用肉桂、干姜、白胡椒、细辛、黑老虎各50克，乳香30克，公丁香20克。共研为细末，再将200克蜜熬成膏，将药末纳入蜜膏内拌匀，摊在白布上，在初伏第10日开始贴患处，每天贴6~8个小时，到三伏末日为止。

3. 哮喘患者 用白芥子、苏子、元胡各20克，甘遂、细辛各10克，研成细末。每次用1/3的药粉，加生姜汁调成膏状，分别摊在6块直径5厘米的塑料布上，贴在背部的肺腧、心腧、膈腧（即第3、第5、第7胸椎棘突下旁外开1.5寸）处，用胶布固定，3~6小时去掉。在头伏、二伏、三伏，共贴3次。

4. 易发冻疮者 可用桂枝25克，红花、紫苏叶、附子、荆芥各10克，生姜30克，加水适量浓煎，取药液熏洗冻疮好发部位，每天1剂，连用10天为1个疗程。

5. 肩周炎患者 取清风藤、豆豉姜各30克，透骨草20克，伸筋草、片姜黄、川芎、威灵仙各15克，羌活12克，桂枝10克，煮成药汁，再用麦麸皮300~400克放锅中炒黄，趁热加入药汁和1匙陈醋，拌后盛入纱袋内热敷肩关节痛处，每袋可用1周。从初伏起，每日1次，每次6~8小时，一直敷到三伏末。

夏季养生食谱，美白清热抗衰老

爆炒西瓜皮（皮肤美白，抗暑降热）

原料 西瓜皮600克。

调料 葱末10克，姜末、白砂糖、酱油、香油各5克，盐3克，味精1克，植物油20克。

制作 ①将西瓜皮洗净，削去表面硬皮，切成片。

②待水烧开后，放入西瓜皮，等水再开后捞出西瓜皮。

③倒入植物油，烧熟后炒葱、姜末，然后放入酱油、盐、白糖和西瓜皮，炒至入味后淋上香油，再放入味精即可。

红糖绿豆沙（清热解毒）

原料 绿豆200克。

调料 赤砂糖10克。

制作 ①将绿豆洗净，放入清水中泡软。

②锅中放入1000克水，放入绿豆后烧开。

③再用小火煮至绿豆呈糜状。

④加入红糖调味，煮片刻即可。

虾米冬瓜（减肥、美白）

原料 虾米30克，冬瓜500克。

调料 植物油、料酒各15克，淀粉10克，大葱5克，盐、姜各3克。

制作 ①将冬瓜去皮、子和瓤，待洗净后切成片，用少许盐腌5分钟左右，过滤出水分。

②姜、葱洗净后切成碎末。

③虾米洗净后用温水泡软。

④倒入植物油，烧熟后爆炒姜末、葱花，再加入120克水，与盐、虾米和料酒同煮。

⑤烧开后放入冬瓜皮,再烧开后用小火焖烧。等冬瓜入味后,淀粉勾芡即可。

甜酸番茄（抗衰老）

原料 番茄500克。

调料 白砂糖50克,白醋20克。

制作 ①用清水将番茄洗净,再用冷开水冲洗,切成片后整齐地放入平盘中。

②均匀地撒上白糖,淋上白醋,放入冷藏室2小时即可。

菠萝葡萄羹（治疗神经衰弱、过度疲劳）

原料 菠萝100克,葡萄干75克。

调料 白砂糖30克,淀粉15克。

制作 ①将菠萝切成丁。

②将葡萄干洗净。

③将水烧开,放入菠萝丁、葡萄干后再烧开。

④放入白砂糖后烧化熬透。

⑤加入湿淀粉25克（淀粉15克加水）勾芡后即可。

年纪大了,不宜起得太早

夏季,白天时间相对较长,天很早就亮了。有一些中老年人,经常很早就起来了。俗话说:"早睡早起,精神百倍。"但是,这个道理可能不太适合中老年人。

从养生保健的角度来看,中老年人的睡眠时间要相对长一些。60～90

岁的老人，睡眠时间必须要保持在8小时以上，才能满足身体新陈代谢的需要。当然，睡眠时间需要根据自身体质来定。

在生活中，有一些中老年人四五点钟就起来了，而此时正是肺经布输血气的时间。此时过早地醒来，与气血不足有很大的关系。对于健康的中老年人来说，此时应该处于熟睡的状态，人体需要通过深度睡眠来完成循环系统的转化。身体素质较差的中老年人会过早地醒来，主要是因为身体部位对血的供应需求增加，进而导致大脑供血不足，生命便会存在危险。

因此，对于心脏不好的中老年人来说，不宜过早地进行体育锻炼活动。其实，睡前做一些保健运动对于中老年人的身体具有极大的好处，能够调节全身循环系统，为更好地进入睡眠状态做准备。具体的操作方法是：

（1）临睡前，闭目养神，心态平和，静坐5分钟左右。

（2）左手心搓摩右足心，右手心搓摩左足心，各10余次。

（3）身体坐正，双手自腰眼两侧向上捏脊，边提边捏，多次反复。

（4）仰卧在床，闭目养神，四肢自然平放，均匀呼吸，右手揉擦脐部10余次，再换左手。

（5）双手的食指、中指分别点按天枢穴（脐部2横指处）5次左右，自两肋下方用双手掌左右同时轻推至脐部5次左右。

（6）卧床，双眼微闭，保持放松，枕头置于舒适位置。头侧向右摆动百余次，幅度达90°，恢复原形后切勿向左摆动，后再叩齿百余次。

夏日祛火，注意3个要点

夏天温度高，天气炎热，中老年人易感觉身体不适。因此，中老年人夏季易上火，表现出烦躁、焦虑的情绪，容易激动和失眠。

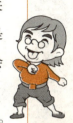

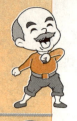

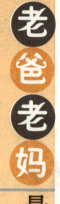

中医学家认为,夏日属火,主心,是阳气最旺盛的季节。天气炎热时,高温会影响人体的阴阳平衡,中老年人才会显得情绪急躁。在夏季养生时,应该注意滋阴,来"去火除烦"。为此,中老年人需要注意3个方面的事情,才能保证身体健康。

1. 保证睡眠 夏季天气炎热,想要在晚上11点之前睡觉是非常困难的事情。但是,夏季养生最重要的是要保证充足的睡眠。一般情况下,晚上11点到凌晨1点是气血回流肝脏的时间。假如此时的睡眠得不到保证,心脏会被强迫工作,引起肝火。在睡不着的情况下,可以泡泡脚,具体做法如下:

先用温水浸泡(男性水只要淹至脚踝即可;女性淹到小腿2/3处为宜),再加适量的热水,直至脚热,微微出汗时便可以睡觉。

2. 饮食以清淡为主 夏季饮食以清淡为主,不宜多吃饼干、花生等水分较低的食物。夏天多喝牛奶,不仅不易上火,还能起到去肝火、解热毒的作用。中医认为,牛奶性微寒,具有较好的"去火"功效。

3. 大量补充水分 夏季天气炎热,人体经常出汗,导致水分大量流失。夏季应特别注重补充水分,以温水为主,能冷却体内燥热问题,促进表皮循环,还能冲刷口腔内的细菌菌落,阻止生长,预防口臭。即使待在室内空调房内,也要注意水分的补充。

第三章 秋季

秋季养生，注重"养收"

农历七、八、九三个月，被称为"秋三月"。秋季的主要特点是：降大于升，收敛大于生发，地气内敛，天气下降，外现清明，便是常说的秋高气爽。秋季属金，在人体属肺经，肺脏十分娇贵，怕燥，因而需要滋养肺阴，由散发转向收敛，中老年人应该注意早睡早起，使肾变得稳定安宁，以缓和秋气。

那么，对于很多中老年人来说，如何才能做到"养收"呢？

第一，注意早睡早起。秋季，阳光开始由疏泄转向闭藏、收敛。因而在起居方面，中老年人应该注意合理安排作息时间，保证充足的睡眠。一般情况下，尽量在晚上10点前睡觉，保证人体的养肝之气。否则，中老年人的肝胆很难养。

随着年龄的增加，很多中老年人的气血显得阴阳俱亏，出现夜不寐、昼不精的情况。中国古代养生学家曾经说过："遇有睡意则就枕。"意思是说当出现睡意的时候，就要睡觉，符合养生保健的基本要求。

第二，保持精神上的安宁。肾藏志，迎合秋收之气后，肾经才不会妄动。在秋季，中老年人应该控制性生活，保存体内精气，预防各种潜在的疾病。

另外，在饮食调养方面，中老年人也应该有所注意。秋高气爽，天气十分干燥，防燥应该是第一位的。秋季膳食，主要遵循"少辛增酸"的原则，逐步减少姜、葱、韭菜等辛味食物的食用，注意多吃酸性果蔬。生吃鸭梨、雪梨能清火，熟吃可润肺、滋阴。因此，秋季饮食注重"滋阴润肺、防燥护阴"，应多吃糯米、乳品、芝麻、核桃等食品。

随着日照的减少，花木开始凋零，尤其是霜降之后，颇有"无边落木萧萧下"的情景，令人伤感。此时，人的心中会产生烦躁、凄凉、忧郁的情绪，很容易伤及肺。因而，秋季养肺也需要格外关注，中老年人应该注意自身情绪的调节，尽量避免悲观情绪的滋生，保持积极乐观的心态，多参加一些有意义的集体活动。秋季登高望远，饱览天下奇景，对中老年人心态的调节具有极大的好处。

养肺除燥，水果挑着吃

秋天是收获的季节，很多新鲜水果争相上市，富含人体所需的营养物质，有润燥生津、滋阴养肺等功效。在秋季养生保健中，各种水果是最佳的补品。但是，进补也要有所注意，应结合自身体质，科学搭配。

1. 梨　梨肉鲜嫩可口，十分香甜，具有止咳化痰、润肺生津、清热解毒等功效。无论是生食、炖煮、榨汁还是熬膏，对老年咳嗽、支气管炎、肺热咳嗽等均具有较好的疗效。倘若与甘蔗、蜂蜜等榨汁同饮，效果更为显著。

2. 葡萄　葡萄酸甜可口，营养价值十分丰富，具有生津液、补肝肾、益气血等功效。生吃能除烦滋阴，开水冲服能治烦热口渴。经常吃葡萄，对过度疲劳、神经衰弱具有很好的疗效。

3. 柑橘　柑橘性凉味甘酸，具有润肺化痰、醒酒利尿、生津止咳等功效。柑橘能治疗身体虚弱、热病后津液不足口渴等症状。

4. 柿子 柿子具有化痰软坚、清热生津、止咳润肺等功效。生食鲜柿，对治疗伤酒烦渴、虚热肺痿、肺痨咳嗽等方面，均能起到很好的作用。

5. 荸荠 煮熟后的荸荠，可以当作水果食用，具有凉血解毒、化湿祛痰、清热生津等功效。食用荸荠，可以治疗痰浓黄稠、口燥咽干、热病伤津等。

防脱发的小妙招

秋天气候干燥，对于皮肤和毛发的保护是很不利的。秋季湿度很小，头皮易干燥，毛发容易干枯。如果营养再缺失的话，很容易发生脱发现象。从自然的角度来看，秋季脱发是一种正常现象。

但是，当头发过于频繁或过多地掉落时，则有患上脱发病的嫌疑。入秋之后，当感觉头发明显出现掉落过多时，需要注意饮食调理，减缓脱发的速度。同时，还要注意日常护理。具体说来，应从以下3个方面加以注意。

第一，减少洗头次数。尤其是干燥的秋季，不要频繁洗头，越是感觉脱发，越不能频繁洗头，否则适得其反。秋季，应当注意减少洗头次数，控制在1周1~2次为宜。不要使用去头屑和去油脂的洗发水，尽量少用碱性大的香皂洗头，多使用护发素。

第二，调整饮食结构。调整饮食结构对于促进头发生长、代谢具有很好的作用。在头发生长所必需的营养物质中，铁、硫、维生素A和维生素E均非常重要。因此，应该注意饮食结构的多样性，多吃海带、豆类等富含植物蛋白的食物以及核桃、蔬菜、水果、蜂蜜等滋阴润喉的食物。

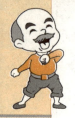
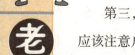

第三，尽量避免阳光直晒。秋天，阳光中的紫外线含量依然很多，应该注意户外活动时的防晒工作。

下面，为中老年朋友推荐两种治疗脱发的小妙招。

1. 生姜治脱发　将生姜切成片，在头发掉落、发黄的发根处仔细擦拭，每天2～3次，能有效刺激毛发的生长。

2. 柚子核治脱发　在头发掉落、发黄或者斑秃的地方，用柚子核浸泡后的汁水每天擦拭2～3次，同样能够刺激毛发的生长。

正确领悟"秋冻"内涵

人们常说："春捂秋冻。"白露之后，人的毛孔会渐渐收缩，以预防着凉。如果过早地穿上棉衣，会导致毛孔因受热而打开，遇寒凉之气时，非常容易着凉感冒。此时，适当的凉爽能刺激人体，增强抵御严寒的能力，经过一段时间的适应之后，人体对低温具有较强的适应力。

当然，"秋冻"也是非常讲究的，需要遵循健康、合理的原则，综合每个人的体质，从4个方面进行考虑：

第一，秋冻需要结合自身情况，因人而异。年轻人往往血气方刚，具有很强的抵抗寒冷的能力；而中老年人的身体开始退化，难以抵抗冷空气的侵袭。如果患有哮喘和心血管等慢性疾病，最好注意保暖工作，防止病情发作。因此，秋冻并不适合任何人。

第二，区别对待身体的不同部位。不管是春夏秋冬，人体的4个部位需要格外加以关注。首先是腹部。腹部着凉易引起胃部不适，尤其是有胃病史的人。女性应该格外注意下腹保暖，否则对人体伤害较大。然后是脚部。人们常说："脚冷，则全身冷。"脚离心脏最远，血液流转路程最长，而脚部几乎汇集了全身经脉。接着是颈部。颈部受凉，容易导致肺部不适和颈部血管的收缩，影响脑部供血。最后是肩部。肩关节及其周围组织比较脆弱，易受伤。

第三，三秋之冻，各有侧重。初秋之时，暑热并未完全消退，气温虽有所下降，但并不寒冷。此时正是秋冻的最佳时节，十分适合各种耐寒锻炼，能够有效增强机体抵抗寒冷的能力。仲秋之时，"农历二八乱穿衣"，中老年人应该注意适当地加减衣服。晚秋之时，昼夜温差较大，盲目受冻，容易导致心血管和呼吸道疾病。

第四，需要正确领悟"秋冻"的内涵。很多中老年人狭义地认为，秋冻只是加减衣服。其实，秋冻更多地体现在体育锻炼上，应加强机体抵抗寒冷的能力。进行体育锻炼时，需要量力而行，保证阴阳之间的平衡。

晨饮淡盐水，晚喝蜂蜜水

干燥是造成"多事之秋"的主要原因。秋天，空气中缺乏水分，人体更易缺少水分。为了应对干燥的天气，需要及时补充水分，减少干燥气候对人体的伤害。

干燥就是缺水，但喝水并不能真正地解决秋燥。究其原因，主要是水与体液存在一定的区别。喝水之后，经过消化和转化，才能成为体液，才能起到解渴、缓解干燥的作用。

而"消"和"化"是两个独立的过程。前者主要由胃来完成，后者主要由小肠来完成。当人们饮用冰镇饮料之后，胃将冷饮"加热"，使之与人体体温大致相同。再经过胃的蠕动和消磨，保证其与体温的一致。因此，太凉的水必然会延缓这种过程。然后，小肠"泌别清浊"，将水转化为人的体液。对于中老年人来说，喝热水则会相对减轻胃的负

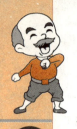

担，效率能大大提高。

为了有效应对秋燥，喝白开水并不是解决之道，应该"朝盐水，晚蜜汤"。简单地来说，喝白开水时，水分较易流失，而增加少许盐分，则能相对减少水分流失。白天喝点白开水，晚上喝点蜜水，能有效补充人体水分。

蜂蜜的营养价值十分丰富，具有强身健体、增加血红蛋白、提高智力等作用，对肺病、高血压、神经衰弱均有较好的疗效，可延年益寿。秋季服用蜂蜜，对疾病的康复有很好的效果，还能有效应对秋燥，润肺养肺，使人健康长寿。

秋天，尽量少吃花椒、生姜、葱等辛辣物或者烧烤食物。辛辣性食物属于热性，吃后容易上火，加重秋燥对人体的伤害。当然，少量的作为调料对人体的影响并不大。对于生姜的利弊，古人说过："一日之内，夜不食姜；一年之内，秋不食姜。"

总的来说，只要遵循"晨饮淡盐水，晚喝蜂蜜水"的基本原则，就能从容不迫地应对"多事之秋"。

第四章 冬季

冬季养生的4个要点

冬三月，万物凋零，冰冻虫伏，大自然处于闭藏的季节。而人的阳气也潜藏于内。所以，冬季养生保健的基本原则为"藏"。

中医养生学家总结出了"春天养肝，夏天养心，秋天养肺，冬天养肾"的理论，认为只有适应四季的阴阳变化，才能有效地维持生命活动的持续。冬季，阴气旺盛，万物收藏，大自然处于冬眠状态，养精蓄锐。因此，中医有"春夏养阳，秋冬养阴"之说。

当人体处于阳气闭藏状态时，新陈代谢会减缓，需要依靠生命的原动力——肾来维持生命活动。冬季，肾脏活动处于正常状态，调节机体应对天气变化。一旦新陈代谢出现失调，人体则会产生疾病。所以，冬季"养肾防寒"很重要，需要注意以下四个方面：

首先是精神调养。精神调养是最关键的，需要及时调节自身的不良情绪，排除焦虑、紧张、抑郁等状态，恢复内心的平静。季节性的情感失调也需要引起注意。在冬季，有些人会发生昏昏沉沉、懒散嗜睡、情绪抑郁等现象，且年年出现，便是所谓的季节性情感失调。这种现象多见于青年女性，多晒阳光是较好的疗养方法。

然后是饮食调养。冬季应以"藏热量"作为基本的饮食养生原则，多吃羊肉、鹅肉、狗肉、核桃、白薯等食物。此外，还应遵循"多食

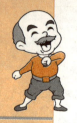

苦,少食咸"的原则。肾经在冬季最为旺盛,而心主苦,肾主咸,咸吃多之后,会使偏亢的肾水更亢,造成心阳力量的减弱。冬季应少吃生冷、黏硬食物,避免脾胃中阳气的受损。

接着是起居保健。《黄帝内经》中讲到:"早卧晚起,以待日光。"对于中老年人来说,冬季要早睡晚起,最好在太阳出来之后再起床。冬季穿衣要讲究"衣服气候",使皮肤与衣服里层间的温度控制在32~33℃左右,可缓冲寒凉天气的侵袭。双脚的保暖很关键,足部受寒,会使心脏受到影响,造成腰腿痛、腹泻、阳痿、月经不调等症状。冬季应注意开窗换气,保持身体健康。蒙头睡觉是万万不可取的,易形成缺氧而导致的胸闷气短。冬季夜间更不能憋尿,因夜间时间较长,会使有毒物质得到积存而导致尿道炎、膀胱炎等。

最后是强身健体。中医认为,食补不如气补,有"冬天动一动,少闹一场病;冬天懒一懒,多喝药一碗"的说法。简而言之,冬季要注意运动,强健身体,从而能够抵抗寒凉之气的侵袭。具体的操作方法为:睡前或者晨起时,叩齿50下左右,舌头在口内左右转动数次,鼓漱30次左右,分三次左右咽入丹田。呼吸稳定后,再吹气数十次。吸气时,双手经腰后上提至胸前,耸肩、呼气时轻声吐出"吹"字,收腹提肛,脚趾抓地,双手由胸前落至膝,屈膝半蹲。稍后,双手攀足,直腿或站立,双手抓脚趾或下按足部,反复数十次。然后,再搓腰百余次,倒走半小时左右。当然,慢跑、打太极、滑水、跳绳等也是非常不错的运动。

冬季夜间时间较长,导致阳光十分微弱,应该多进行户外锻炼,保证一定的阳光照射。在偏冷的空气中运动,能有效增强神经调节机能,提高抵抗力和造血能力。但是,冬季运动不宜大量出汗,以防感冒。遇到雨雪大雾等天气时,应尽量避免户外锻炼。

冬季进补，各取所需

冬季进补，在治疗和补养方面均能起到较好的效果。但是，冬季进补也需要注意因人制宜，各取所需。对于身体健康的人来说，没有必要刻意进补，适当的饮食调养和体育锻炼即可。而那些动过手术、大病初愈、年老体虚、劳累过度者，需要进行冬季进补，以恢复身体健康。但是，究竟该如何进补也是一种学问，需要根据自身体质作出最科学的选择。

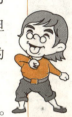

1. 阳虚怕冷者 可选择一些具有补肾阳作用，且温而不燥的补品。如参茸片、参茸补膏、鹿茸片等都是较好的选择。鹿茸粉片或血片，每次0.5克，隔水炖服。除了药物进补，食物进补也很重要，注意多吃羊肉、牛骨髓、狗肉等抗寒、补气助阳的食物，可经常食用。

2. 气虚不足，经常乏倦无力、易气喘者 可选择具有静心安神、健脾益肺作用的生晒参、红参、人参等。具体的方法为：将参切碎（红参可在烘软后切片），每天3~4克，放入小瓷碗内，倒入半碗水，些许糖，隔水蒸煮，每天服用1~2次。冬季可以炖桂圆、红枣、猪蹄等，也可适量饮用牛奶、豆浆等。

3. 血虚不足并伴有头昏眼花者 可选择具有补益气血作用的补气益血膏、阿胶浆、参杞补膏、四物饮等。在食补时，多吃禽蛋、禽肉、动物血等。

此外，冬季进补还需要注意以下几个方面的事宜：

（1）具有感冒发热、消化不良、呕吐腹泻、不思饮食等症状时，需暂停使用任何补品。待病愈后，方可进补。

（2）进补的同时，切忌吃甘腻、生冷的食物，以免影响药物成分的吸收。

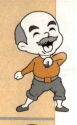

（3）进补人参时，勿食萝卜。

（4）药补不如食补，食补不如气补。药补、食补的同时，注意加强体育锻炼活动，增强体质，保持健康的体魄。

逢九一只鸡，来年好身体

在中国民间，有这么一句谚语："逢九一只鸡，来年好身体。""九九"标志着天气从较冷，到最冷，再到回暖。从冬至开始为一九，具体日期为12月21日或22日，每隔九天算一九、二九、三九、四九……直至惊蛰前2天或3天为九九。冬季时节，人体对于营养与能量的需求较多，通过吃鸡来进补，可以更好地抵御寒冷天气，为来年做好充足的准备。

鸡肉具有"济世良药"的称号，药用价值很大。中医普遍认为，鸡肉具有补虚损、益五脏、温中益气的作用，对治疗阳虚、脾胃气虚引起的水肿、乏力、虚弱头晕等症状均具有良好的功效。此外，在进补雌雄两性的鸡肉时需要有所区别：雌性鸡肉适合体弱病虚者，雄性鸡肉更加适合阳虚气弱者。

冬季是流行性感冒高发季节，多喝鸡汤，能有效增强自身免疫力，阻挡病毒的侵入。即使是染上感冒的患者，多喝鸡汤也能有效缓解感冒带来的咳嗽、鼻塞等症状。

在鸡的品种中，草鸡的营养价值很高，而乌鸡则为鸡中上品。鸡肉具有多种食用方法，包括蒸煮、风干、煲汤、腌制等，各具风味。除了经常食用的鸡肉和鸡汤，鸡心、鸡肝、鸡胆、鸡肾等都具有较好的医疗保健作用。如鸡胆具有解毒、清热的作用，能治疗百日咳、胆囊炎患者；鸡内金能起到健胃消食的作用，对腹胀、消化不良等症状也有功效；鸡肝具有明目、养血、养肝的作用，是贫血、夜盲、视力下降患者的较好选择。

当然，鸡肉并非适合任何人。鸡肉中富含蛋白质，会加重肾脏负担，尿毒症患者应尽量避免食用；鸡肉中磷的含量较高，会影响铁剂的吸收；鸡肉性温，胃热嘈杂及高热患者禁食。此外，鸡臀尖，俗称鸡屁股，应尽量避免食用。鸡臀尖尽管具有美白、丰胸的效果，但其是病毒、细菌以及致癌物质的"仓库"，对人体健康极为不利，千万不要因小失大。

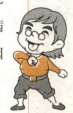

腊八粥，打响冬季"保胃"战

在中国民间，素来就有冬季吃腊八粥的习俗。在长期的生活中，古人深知冬季时容易进补过多，总结出了吃腊八粥的习俗，以养脾胃，即为冬季的"保胃"战略。

《燕京岁时记》中记载："腊八粥者，用黄米、白米、江米、小米、菱角米、栗子、去皮枣泥等，和水煮熟，外用染红桃仁、杏仁、瓜子、花生、榛穰、松子及白糖、红糖、葡萄，以作点染。"这些食物均为甘温之品，具有生津止渴、补气益血、驱寒强身、调理脾胃等功效。古人常说"粥饭为世间第一补人之物"，中老年人吃粥可以起到延年益寿的作用。《本草纲目》中记载，粥能"益气、生津、养脾胃、治虚寒。"

关于腊八粥的原料，并没有特别明确的说法，五谷杂粮皆可入粥。冬天，吃腊八粥能生津液、畅胃气、驱寒气。因此，腊八粥不仅是节日食品，也是冬日里不可缺少的美食。起初，腊八粥以糯米和红豆作为原料，随着生活条件的改善，腊八粥的原料变得丰富多彩，营养价值更高。下面，为中老年朋友推荐几款实用性较高的腊八粥：

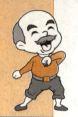

1. 降脂降糖的燕麦腊八粥 主要原料是大麦、粳米、黑豆、绿豆、红豆、燕麦、奶花芸豆等。燕麦能够降低血中胆固醇浓度、对于糖尿病以及糖尿病合并心血管疾病的患者功效显著。腊八粥中的各种豆，能使蛋白互补，而且纤维素含量较高。糖尿病人喝腊八粥最好不放糖，如果想吃甜食，可以放些甜菊糖、木糖醇甜味剂。

2. 补肾养心的果仁腊八粥 主要原料为莲子、粳米、花生、松子、大枣、栗子、枸杞、核桃仁等。花生被称为"长生果"，具有润肺、止咳、利尿、和胃、下乳等多种功效。核桃仁具有益智健脑、补肾纳气、强筋壮骨的作用，还能够乌须生发、增进食欲，核桃仁中所含的维生素E更是医药学界公认的抗衰老药物。对于经常失眠的患者，如果在粥里加点酸枣仁、龙眼肉，养心安神作用明显。莲子可健脾补气；枸杞具有延年益寿的作用，对血脂也有辅助的调节作用，是老年人的食疗佳品；大枣也是一种健脾、益气养血的食疗佳品，对脾胃虚弱、血虚萎黄和肺虚咳嗽等症有一定疗效；松子仁能滋润心肺、通调大肠；栗子能补肾益气，治腰酸腿软。

3. 健胃补脾的薏米腊八粥 主要原料为薏米、糯米和粳米等。粳米含钙、磷、铁、脂肪、蛋白质、碳水化合物等成分，具有益精、和五脏、养脾胃、补中益气、除烦止渴等功用。糯米具有温脾益气的作用，适于脾胃功能低下者食用，对于虚烦口渴、小便不利、虚寒泻痢等有一定的辅助治疗作用。薏米具有补肺、渗湿、健脾、清热的功能，经常食用对慢性肠炎、消化不良等症也有良效。

4. 滋阴益肾的黑米腊八粥 主要原料是黑米、黑豆、枸杞、糯米、大枣、葡萄干等。许多黑色食品都是绝好的美容食品。比如黑米，含有多种维生素和铁、锌、硒等营养物质，能明目活血、滋阴益肾。黑豆蛋白质含量高、质量好，还含有丰富的不饱和脂肪酸和钙、铁、胡萝卜素及B族维生素。

5. 补充蛋白质的黄豆腊八粥　主要原料为黄豆、红豆、黑豆、豌豆、奶花芸豆、绿豆、粳米等。黄豆含脂肪、蛋白质、碳水化合物、粗纤维、钙、磷、铁、胡萝卜素、核黄素、硫胺素、烟酸等，营养十分丰富，并且具有降低血中胆固醇、预防心血管病、抑制多种恶性肿瘤、预防骨质疏松等多种保健功效。红豆含蛋白质、脂肪、碳水化合物、粗纤维、钙、磷、铁、核黄素、硫胺素、烟酸等，具有健脾祛湿、利水消肿之功，对于脾虚腹泻以及水肿有一定的辅助治疗作用。

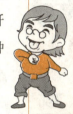

冬季泡泡脚，健康少不了

吃过晚饭后，准备一盆热水，一边看电视，一边泡脚，一两个小时后身体便会发热，能更快地进入睡眠。冬天，很多中老年人喜欢在睡前泡泡脚。然而，经专家的提示，在上述的泡脚程序中，存在着几处错误，需要及时加以改正。

首先，注意控制泡脚时间，不宜太长，半个小时左右即可。泡脚时间过长，会导致局面血液循环过快，影响其他身体部位的供血。中老年人应该注意泡脚时间，防止因脑供血不足而引起昏厥。

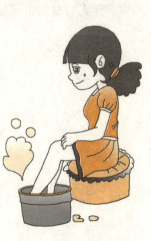

其次，饭后不宜立即泡脚，应在半小时以后。否则，会影响胃部血液的供应，造成中老年人营养不良。

最后，泡脚后不宜立即睡觉。在双脚发热之时，进行适当的脚部按摩。待全身温度降低后，入睡的效果会更好。

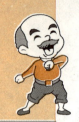

在泡脚时，最好选择底部面积较大、较深的木质桶，让双脚更加舒适地放进去，尽量让水淹至小腿。水温保持在40℃左右，随时添加热水。

泡脚时，如果加一些中药成分，对中老年人的身体健康更为有利，具有事半功倍的效果。下面，为中老年人推荐一些简单实用的泡脚方法：

对于高血压患者，可选择将丹参、枸杞子、桑叶枝、菊花等与冰片煎药泡脚。气虚的中老年人可选择白术、黄芪、党参等补气之药。想要活血补肾的，可选择红花、川断、赤芍、当归等。治疗皮肤干燥，易皲裂的，可选择银花、红花、桂枝等中药。上述中药各取15～20克，用砂锅煎煮，然后将药渣倒入木桶，加入热水，每天泡30分钟左右。

选择中药泡脚时，千万不要选择塑料或者金属盆，否则会使中药成分被破坏。皮肤出现伤口、破损时，可暂停泡脚，皮肤皲裂除外。当然，中药泡脚只是一种保健养生的方式，并不能起到实际的治疗效果。当中老年人的身体出现异常时，应及早就医。

第五篇 中老年人居家生活秘方

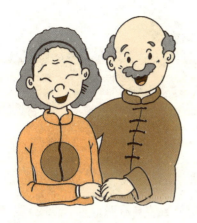

　　中老年人的健康离不开日常生活保健。早晨起床后的小运动，有助于白天保持充沛的活力，让人精神百倍。适当地注重居家保健，能增强中老年人的体质，促进身心健康，缓解人体衰老。

　　居家生活保健，关键在于保持内外环境的统一。舒适的居住环境，可以使中老年人每天保持愉悦的心情，精神饱满，对生活充满信心。重视居家生活细节，关注中老年人的身心健康，是中老年家庭的基本生活原则。老寿星的养成，大多得益于良好的居家生活习惯。

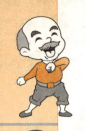

老爸老妈最喜欢的健康书

第一章
合适的穿着打扮，活得更舒心

老来俏，对健康更有利

俗话说："爱美之心人皆有之"。美当然具有时尚性、炫耀性、从众性、选择性等特点。因此，人们总是会根据自身情况选择恰当的方法来美化自己。中老年人也不例外。在日常生活中，人们总是会对中老年人的修饰打扮指手画脚，甚至于冷嘲热讽，讥笑其为"老来俏"。

俏，意为相貌美好、漂亮，多指年轻女子。当步入中老年之后，生理上会呈现出衰老的趋势，但是心理上依然可以保持年轻。中老年人在衣着打扮上注意一些，俏丽一点，有何不可？当人人争做"老来俏"时，整个社会会处于一种良好的氛围，人们的生活质量和品质都会得到提高。更多的时候，老来俏是一种社会现状的体现，代表着积极的生活态度。

老来俏还是一种健康的"精神调节剂"，不但能活跃自身的脑细胞，平衡心理状态，还能有效缓解中枢神经系统的疲劳，延缓人体衰老。简单地来说，具有以下几个方面的优点：

（1）老来俏对人的心理调节是非常明显的，缓解生活压力，使人焕发出青春的活力。

（2）老来俏能获得精神上的满足与愉快，使人重新找到年轻时候的感觉。

第五篇　中老年人居家生活秘方

（3）老来俏在健康长寿方面的作用是非常明显的。

美国一家研究机构曾经对1000名衣着讲究的中老年人进行调查，发现80%以上的人比他们的实际年龄更为年轻，常常有一种"我还年轻"的心理。

在西方，中老年男性喜欢穿西装，佩戴色彩鲜艳的领带。而中老年女性喜欢追求时髦，讲究色彩的明快。正是基于这样的穿着打扮，使他们的心理更加愉悦，能获得较大的满足感。研究发现，当人处于愉悦的心理状态时，机体会分泌出更多的去甲肾上腺、乙酰胆碱等物质，促进血液循环，使神经细胞处于兴奋状态。

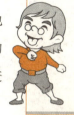

选鞋注意"四大要点"

到了中老年的时候，脚部的韧带及内侧肌群会发生退行性变化。主要的特征为：韧带的弹性逐步降低、肌肉的力量渐渐减弱。因此，中老年人选鞋时要格外讲究，不能过分在意外观，要注意四个方面的要点：

首先，防滑性能要好。随着年纪的增长，中老年人对外在变化的应变能力会逐步衰退。此外，中老年人的骨质相对疏松，应谨防跌倒等意外情况。所以，中老年人应该选择防滑性能相对较好的鞋子。

同时，透气性能要好。穿鞋之后，皮肤湿气的散发量为每12小时30克左右。当湿气停留在鞋内时，会造成热量散失增多，导致着凉，危害身体健康。

其次，保温性能要好。如果保温性能不好的话，易使脚部温度降低，影响血液循环。

最后，尽量少穿拖鞋。中老年人待在室内的时间较多，容易养成穿拖鞋的习惯。平常穿的鞋子，后跟都有一定的高度，使身体重量均匀地分布在脚掌，从而能够支持正常的身体活动。

硬床更适合中老年人

在现实生活中，人们会习惯性地认为"席梦思"是最好的，具有很好的柔软度。为了表露孝心，儿女们常常会选择软而厚的床垫给父母，认为它既保暖又舒适。殊不知，很多中老年人不习惯这样的软床，会感到特别累，以至于腰酸背痛。其实，硬床更加适合中老年人。

到了中老年的时候，人的腰椎功能会逐步退化，出现腰腿痛、腰椎间盘突出、腰肌劳损等症状。经过了一天的活动之后，如果在夜间腰部仍然得不到较好的休息，会让腰部病情逐渐加重。因此，中老年人在选择床垫时，应该注意以下几个事项：

1. 软硬程度：不宜过软　　其实，每个人对床垫的软硬需求是不一样的。在充分了解个人睡眠习惯的基础上，充分考虑床垫对中老年人身体的影响，再进行选择会更加科学。有些时候，太软的床垫不适合骨质疏松的中老年人，而相对硬一些的会更好。

2. 尺寸大小：比个人身高长20厘米　　在选购床垫时，比个人身高长20厘米是较为理想的尺寸。多余的长度用于放置枕头及便于手脚伸展，也可有效减少睡眠时产生的压迫感。

3. 充分考虑身高、体重等个体差异　　不同身高、体重的人，对床垫的类型需求是不一样的。当身高与体重的数字偏大时，较硬的床垫是更好的选择，而对于身材娇小的人，稍软的床垫可能更适合。

4. 曲线贴合：保持身体曲线与床垫之间的吻合　　具体的测试方法为：使劲躺到床上，晃动身体，仰卧2分钟左右，有意识地转动身体，再反过来侧躺。平躺时，手往颈部、腰部和臀下至大腿三处的弯曲处伸展，查看是否存在空隙，再翻转身体，测试身体曲线与床垫之间有无空隙。当没有出现空隙时，表明床垫与人能较好的融合，是非常合适的选择。

选择好拐杖很重要

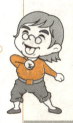

随着年龄的增长，中老年人的骨质会变得越来越疏松，易发生骨折。此时，跌一跤可能会给生活带来巨人的麻烦，而拐杖的使用能起到较好的防跌作用。尤其是对体质较弱、行动多有不便的人，手握一拐杖，有助于缓解身体上的压力，防滑的作用更加明显。

医生认为，下肢出现骨折的中老年人，倘若合理地使用拐杖，能加速骨折的愈合，尽快恢复肢体功能，防止和纠正骨折畸形。那么，究竟该怎样选择好拐杖呢？只要注意以下几个方面，选择一个好拐杖是轻而易举的事情。

（1）轻巧、结实、耐用、不易变形的竹木或合金制品是较好的选择。

（2）在拐杖的上端，扶手的横弯曲程度应该超过手心的范围，便于手腕轻松地握住。

（3）拐杖表面不宜太光滑，保持舒适性和安全性便可。

（4）拐杖的高度要适宜，扶手处应该在本人脐部或者脐上2横指的位置。

（5）在拐杖下端，应该有一个2～4厘米的橡皮套，保持与地面接触时的稳定、安全、不打滑。当橡皮套的使用时间较长或者出现破损时，应及时更换，防止意外摔伤。

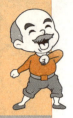

注重保持牙齿健康

对于中老年人来说，口腔保健是十分重要的，有利于饮食和消化。在口腔保健中，刷好牙是最基本的。很多人刷了几十年的牙，仍然不懂得一些刷牙的技巧。特别是到了中老年，刷牙的方法也很讲究。

选择好牙刷是最基本的，避免刷头太大或者太硬。当刷头过大或者过硬时，会对牙体和牙龈造成破坏。一支牙刷不宜用得太久，2~3个月较为适宜。当出现刷毛弯曲、倾斜时，应及时加以更换。尽量选择含氟牙膏，能预防龋齿和牙周病，促进牙龈健康。刷牙时不宜用力过猛，保持轻缓的节奏，时间可长一点，能有效按摩牙龈，促进血液循环。

有一句谚语："冷水洗脸，美容保健；温水刷牙，固齿健牙；热水泡脚，胜吃补药。"温水刷牙，能使牙齿间的细菌和食物残渣得到消除，从而起到洁齿护牙、减少疾病的目的。医学专家表示，刷牙时的水温应控制在35~36℃左右，避免温度过高对牙龈的刺激，导致口腔溃疡、牙周炎等症状。

想要保持牙齿健康，注意以下几个方面的事宜，能起到较好的保健效果。

1. 加强牙齿保健意识 世界卫生组织表示，自我保健应该是每个人应有的健康意识。当出现牙齿疾病时，不要抱着侥幸心理，要及时抓住有利的治疗时机，以防影响咀嚼功能，导致口腔病的发生，甚至于威胁人体健康。

俗话说："养生保健，牙齿为先。"最新的医学研究表明，咀嚼活动对于心脑血管的调节具有较好的作用。调查表明，牙齿好的人，患心脑血管疾病的概率很低。

注重牙齿保健的同时，也要注意体育锻炼，增强自身免疫力。平时注意营养平衡，粗细粮合理搭配，多吃水果和蔬菜。每隔半年或者1年进行一次口腔检查，防龋、洁牙，及时发现口腔疾病并进行对症治疗。

2. 合理饮食　　平时注意甜食的节制，尤其是控制甜饮料的摄入，降低龋沟液和唾液中的酸度，减少楔状缺损和龋齿的发病率。吃坚果类食品时，尽量使用器具取食，避免牙齿松动和破损。

3. 科学保健　　在传统医学中，按摩牙龈和早晚叩齿是较为有效的牙齿保健方法。清晨或者晚上，上下牙齿对叩数十下，可以兴奋牙周和牙体组织的神经、细胞和血管，促进血液循环，增强牙齿的抗病能力。平时洗脸时，注意用食指上下按摩牙龈，能有效排除牙周袋和龈沟内的分泌物，改善血液循环，提高牙周组织的抗病能力。

4. 养成良好的生活习惯　　对于中老年人来说，应该戒除抽烟、喝酒等不良生活习惯。日常生活中，避免过烫或者辛辣食物，及时除去不良的修复体，保证牙齿健康。

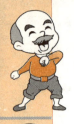

第二章

睡得香，精神旺

贪睡不利于身体健康

中国民间有一句俗语："前三十年睡不醒，后三十年睡不着。"大概意思是说人在青年的时候，总是觉得觉不够睡。等到了中老年的时候，睡眠时间会大幅减少，甚至于彻夜失眠。但在现实生活中，很多中老年人清晨睡不醒，白天也昏昏沉沉，没有精神。其实，这种贪睡的现象非常不利于身体健康。

众所周知，睡眠不足会影响人体健康。反之，过分贪睡也不利于健康，会对人体的生物钟系统造成破坏。人体激素内分泌系统，按照生活时钟有规律地进行分泌，供应机体运转需要。当出现赖床现象时，人体的生物钟效应被打乱，导致分泌规律紊乱，易诱发各种疾病。

当人体进行活动时，心跳会加快，心肌收缩力增强，血液循环加快。而贪睡会损害心脏系统，导致心脏收缩乏力，精神萎靡，全身乏力，影响人体的消化和吸收。贪睡者经常会不按时或者不吃早餐，引起肠胃痉挛，导致饥饿性蠕动。同时，还会引发溃疡病变、慢性胃炎等症状。

夜间休息时，卧室多处于封闭状态，造成空气混浊，早晨达到高峰。此时，不洁净的空气会导致智力下降、记忆力衰退和其他呼吸系统疾病。

在人衰老的过程中，记忆力与听力的明显下降是最主要的。当出现少睡或者贪睡现象时，与脑萎缩存在着很大关系。随着年龄的增加，会出现不同程度的脑萎缩，造成记忆力的衰退。而睡觉多则是较为明显的症状，也是老年痴呆症的前兆。

其实，适度的睡眠对人的健康大有裨益，能使人每天神清气爽，看上去十分精神。而贪睡常常是体质较弱、老气横秋的体现。专家建议，当中老年人出现贪睡或者疲劳感时，要注意适当地运动，比如散步、打太极等，以活络筋骨，增加身体活力。

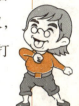

谨慎使用安眠药

对于很多中老年人来说，充足的睡眠是白天保持精神充沛的前提，也可预防很多疾病。现代医学表明，神经衰弱、经常失眠的人免疫功能较低，增加了患有感冒、肿瘤、病毒性肝炎的可能性。

当出现失眠的情况时，很多人选择服用安眠药的方式。在现实生活中，很多中老年人依靠安眠药来催眠。更为严重的是，很多人任意添加安眠药的剂量，给自身健康带来了极大的威胁。

现代医学研究表明，人的睡眠状态分为慢波睡眠和快波睡眠。当人进入睡眠状态时，瞳孔缩小，呼吸和脉搏次数减少，血压与体温渐渐下降，消化与排泄功能降低，脑电波频率变慢，即"慢波睡眠"。时间不长，人体会进入另一个睡眠状态。瞳孔时大时小，眼球出现快速转动，心率与呼吸加快，手指和面部肌肉会出现收缩，身体会有抽动迹象，脑电波的频率也明显加快。此时，人的身体体征与清醒时几乎一致，即"快波睡眠"，而梦境大多发生在这个阶段。研究发现，每夜睡眠时，两种睡眠状态会交替进行4~5次。由清醒进入慢波睡眠需要80~120

分钟，再进入快波睡眠需要 20~30 分钟。一般来说，慢波睡眠能使大脑得到充分的休息，而快波睡眠能使全身得到休息。当人为地影响人体的睡眠状态时，对健康是极为不利的。

其实，由安眠药发生作用引起的睡眠远不如自然睡眠，尤其是慢波睡眠与快波睡眠的比例，会出现严重的失衡。如苯巴比妥、硝西泮等物质，能促使慢波睡眠的增多，快波睡眠的减少。当停服之后，快波睡眠会明显增加，导致整夜处于梦境之中。当快波睡眠补足之后，原有的睡眠平衡才会恢复。

正所谓，是药三分毒。长期使用安眠药时，有毒物质蓄积，会出现很多不良反应。尤其是中老年人，药物的代谢能力下降，极易产生头晕、乏力等症状，甚至诱发精神异常。长期使用安眠药，对人体的作用减弱，不断增加的药量，会使身体产生很多不良反应。

总的来说，服用安眠药只是一种权宜之计，不可长期使用。为了保证身体健康，尽量使用自然或者饮食催眠法。

治疗失眠的"八种催眠法"

失眠，是危害中老年人身体健康的重要病症。在活动了一天之后，当身体得不到充分的休息时，既不利于个人情绪，也会对身体器官造成极大的损害。因此，摆脱失眠成为很多中老年人保持健康的重要前提。下面，为中老年朋友介绍八种催眠法：

1. 保持精神放松　在催眠的前提条件中，摆脱各种思想负担是最主要的。在睡觉前，尽量保持精神上的放松，不要考虑生活中的琐事。当人处于烦躁的时候，个人的身体处于紧绷状态，导致难以进入睡眠。对于长期失眠的人，可以在睡觉前进行适量的运动，合理安排休息时间。

2. 疲劳催眠 睡前进行体育运动之后，洗个热水澡或者烫个脚，能起到较好的催眠效果。此外，还可选择健身球催眠法。当健身球在手掌中处于旋转状态时，能调整气血、舒经活络，有效消除人体疲劳，使身体进入正常的睡眠状态。

3. 津液催眠 当人处于紧张或者兴奋状态时，难以入睡。此时，可以采取仰卧姿势，双手放于脐下，用舌头舔下颌，全身保持放松。当口腔中生成津液时，不断地咽下，能较快地进入睡眠状态。

4. 饮食催眠 睡前可以用温水洗脚，然后喝一杯牛奶或者糖制品，能有效促进胰岛素的分泌，促使氨基酸进入肌肉细胞。此时，很多具有催眠作用的色氨酸会进入细胞，从而使人更好地入睡。

5. 摆头催眠 仰卧在床上，头部自中间向右侧缓慢地摆动，角度控制在5～10°左右，速度1～2秒/次。摆动的同时，心中默数摆动次数，幅度越来越小，直至进入睡眠状态。

6. 看眉梢催眠 眼球使劲地看自己的眉毛，坚持数十秒，眼球会产生疲劳感，困倦感油然而生。

7. 叩齿催眠 仰卧在床上，缓慢地叩齿，每秒2次，心中默数叩齿次数。一般情况下，200次左右就能进入睡眠状态。

8. 磁铁催眠 睡觉时，在枕头下方放一块磁铁，具有预防失眠的功效。

舒缓音乐有助于改善睡眠

清代医学家吴尚先曾经说过："七情之病，看花解闷，听曲消愁，有胜于服药也。"确实，音乐既是一种赏心悦耳的催眠师，也是一帖改善睡眠的良药。音乐的旋律和节奏，能明显地影响人的呼吸、血压和心

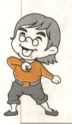

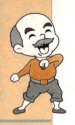

率等生理功能。音乐旋律的变化，能作用于大脑皮层，对丘脑边缘、下部产生效应，调节人体激素分泌，促进血液循环，调整肠胃蠕动，提高新陈代谢的速度，改变人的身体机能和情绪状态，从而促进睡眠质量的提高。

大量的临床实践表明，患有神经衰弱、失眠等睡眠障碍的人，在舒缓音乐的调节之下，通过旋律、节奏、力度与速度的变化，能使情绪变得放松、平稳，从而起到安眠、镇静的作用，改善睡眠质量。

运用音乐疗法改善睡眠的时间，最好选择在夜晚睡觉前的2～3小时。选择更加舒适的卧位，根据个人喜好和文化品位进行乐曲的选择，音量控制在70分贝以下使人感觉较为舒适。时间不宜过长，应控制在1小时以内。乐曲不要过于单一，以免让人厌烦。听音乐时，保持全神贯注，融入到整个氛围中，寻求天人合一的感觉。合适的话，可以跟着一起吟唱。

在国内外的临床实践中，有一批曲目被证明具有催眠的效果，比如《高山流水》《天涯歌女》《春江花月夜》《二泉映月》《小城故事》《梅花三弄》《春风得意》《意大利女郎》等。

除了优雅的旋律，适宜的环境同样重要。当音乐响起之时，人处于一个优雅的环境之中，能使人身心感到舒适，有效保证睡眠的质量。

勤甩手，有效摆脱失眠困扰

随着生活节奏的加快，以及竞争的日益激烈，给人们的工作和学习带来了巨大的压力。于是，很多人出现了失眠、焦虑、抑郁等症状，为健康带来了巨大隐患。在现代人的生活方式中，多数坐办公室，缺少活动，导致体质逐步下降。生命在于运动，早在古代，中国人就发明了太极拳、五禽戏、八段锦、太极剑等健身手段。在对付失眠的方法中，甩手操是一种非常有效的手段，而且简单方便。

在公园、小区等公共场所中，经常看到中老年人进行健身活动，而甩手操是较为常见的一种。甩手操是一种前后连续摆动手臂的健身方法，能有效活动肩肘关节，使体内经络气血的循环更加顺畅，增强记忆力、心肺功能，缓解精神压力。下面，为中老年朋友介绍甩手操的具体步骤：

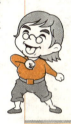

（1）双脚分开，与肩同宽，自然垂下，掌心向后。

（2）双腿站直，小腹收紧，抬头，挺胸，放松颈骨。

（3）脚掌紧压地面，使小腿、大腿肌肉处于紧张状态。

（4）目视前方，调整呼吸，排除外界干扰，将注意力集中在大腿上。

（5）挥动手臂，起手前甩，保持自然力度，与身体成30°即可。再向后甩，手高与身体成60°，当感受到肌肉的反作用力时，再自然回摆。

（6）重复以上动作，次数逐渐减少，循序渐进，再逐步递增。

其实，无论哪一种运动，只要坚持下去，都能起到较好的效果。一套简单的甩手操，不仅是身体的锻炼，也是对毅力和意志力的考验。如此简单方便的运动，对身心大有裨益，何乐而不为呢？

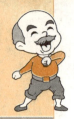
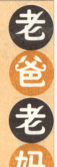

第三章
优雅的家居环境,让身体更健康

独具个性的卧室布局

到了中老年的时候,人的身体健康会明显走下坡路。50~60岁的时候,会出现弯腰驼背、反应迟钝、体重增加、行动缓慢等症状。同时,人体外表、心血管、泌尿系统、神经感觉系统也会相应地产生变化。其中,一些老年病变得十分常见,比如经常烦躁、爱发脾气、健忘、视觉模糊等。因此,与年轻人相比,中老年人的卧室布局应该引起格外重视,充分考虑到中老年人的身体和个性。

在中老年人的卧室布局中,遵循绿色健康的原则,更加符合中老年人的生理、心理及健康的需要。因此,稳定、舒适、安逸的环境十分重要。在布局设计时,要格外注意以下几个方面:

1. 保证充足的阳光 老年人易患骨质疏松症,充足的阳光可以有效抑制疾病的发生,在灰暗的房间中待久了会产生寂寞的感觉,对老年人的身心健康不利。而阳光充足的房间有助于老年人的身体健康,让其更接近大自然。有些喜欢晒床的老人,床可以放在靠近窗处。

2. 合理摆放家具 老年人卧室的布局应是陈列式的,家具的造型不宜复杂,以简洁实用为主,家具要尽量靠墙放置,以免造成室内通行的不便,可按均衡对称的方式沿墙布置,给老人以安全稳固的感觉。对老年人来说,床以对称放为佳,这样具有较强的整体性和装饰性,给人们平衡、稳重、舒适的感觉，可以从两边上下床，活动方便。

3. 灯光不要太刺眼 在老人的房间里，光源不要太复杂，五光十色的彩灯不仅会导致老人眼花、摔倒，还容易导致老人突发心脑血管疾病；明暗对比强烈或颜色过于明艳的灯也不适合老人，因为容易引起老人情绪的波动，进而刺激脑神经。此外，老人房间灯的开关设计应尽量简单、易操作。

4. 以暖色为主 老年人居室的墙壁可涂刷成偏暖的米黄色或浅橘黄色，使老人精神振奋。同时，卧室内的窗帘、床单、被罩以及陈设装饰的颜色，可采用蓝、绿等冷色调，使室内显得宽敞幽静。性格乐观外向的老人，也可选用紫色、棕黄等暖色调。老年人容易怀念故人，房间内可以挂已故亲人的照片，但不要挂在躺下后容易看到的地方，以免老人"触景生情"。

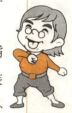

5. 地板要相对柔软 老年人居室适合装软木地板，能在行走时将脚底轻微地吸附在表面，减少了脚与地板间的摩擦，也延长了地板的使用寿命，起到减噪、吸音的作用。如果条件允许，地板上最好能铺上地毯，既吸音，脚走起来也会舒服些。在有木地板的情况下，再局部铺上地毯更为舒适和实用，也丰富了地面材料的质感和色彩。用壁布覆盖墙壁，窗户用镶嵌双层玻璃或者多层化处理，都可以淡化室外的喧嚣，创造出一个宁静的睡眠空间。

合理消毒有效预防流感

到了一定的阶段以后，中老年人的免疫力会逐步下降。专家表示，对家居环境进行合理消毒，可有效预防中老年人患上流感。对于常见的流感病毒，普通的杀毒剂就能起到较好的效果。

在家居消毒时，应以日晒、通风等物理消毒为主，合理使用消毒药剂，谨慎使用过氧乙酸、紫外线灯等消毒液和方法。过氧乙酸消毒液属于强氧化剂，使用不当可造成身体的化学性烧伤，继而出现咽喉干、呼吸困难、胸闷等症状；紫外线灯中的短波紫外线，会对人体造成直接伤害，灼伤皮肤和眼睛，甚至有诱发皮肤癌的可能性。专家提示，避免同时使用多种消毒药剂，不要盲目追求消毒液的浓度。平时应该注意控制消毒次数，避免对人体的消极影响。当然，中老年人只要进行合理的室内消毒，就能有效杀灭病菌，远离流感。

如果家中有流感病人，应对接触过的地方使用洗消净、84消毒液、健之素片溶液等进行擦拭或喷洒。天花板、地面、墙壁要进行定期大扫除，将使用后的拖把置于阳光的暴晒下。中老年人的抵抗力较弱，应经常对一些重点物品进行消毒，如开关、茶几、电视机、门窗把手、电器按钮等。

对厨房中的灶具、台面、餐桌等，应经常使用消毒溶液进行擦拭。厨房应注意通风，砧板使用后用热碱水进行冲洗，再用消毒液擦拭，之后晾干。对各种餐具，可使用煮沸的方法，也可放入消毒柜中或使用微波消毒。

正确养殖室内植物

室内植物养殖需要格外引起注意，不但要适合室内养，还要适合中老年人。关于植物的优缺点，需要详细地加以了解，选购时才能做到心中有数。下面，为中老年朋友介绍一些植物，供大家选择。

1. 玫瑰、紫罗兰、柠檬、石竹、紫薇、蔷薇、茉莉 这些花卉能释放出挥发性油类，具有显著的杀菌作用。茉莉、柠檬、紫薇等植物，具有5分钟内杀死原生菌的能力，如痢疾菌、白喉菌等。这些植物散发出的花香，对葡萄球菌、肺炎球菌、结核杆菌的繁殖具有显著的抑制作用。

2. **菊花、石榴、月季花、雏菊、腊梅、常青藤、金橘、山茶、铁树** 在抵抗一氧化碳、汞蒸气、铅蒸气、乙醚、二氧化硫等有毒气体方面，这些植物都能发挥作用。正常的家具，如电器、塑料制品等散发出的有毒气体，都会受到这些植物的抵抗，从而保证人体健康。

3. **芦荟、一叶兰、龟背竹、吊兰、虎尾兰** 它们被称为天然的"清道夫"，可以有效清除空气中的有毒物质，尤其是甲醛，功效十足。实验结果表明，吊兰、虎尾兰能吸收室内80%以上的有毒气体，具有超强的吸收甲醛能力。其中，芦荟能吸收每立方米空气中90%以上的甲醛，被称为抵御甲醛"小能手"。

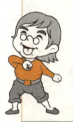

4. **仙人掌、量天尺、昙花、仙人指、令箭荷花** 这些植物肉质茎上的气孔，白天关闭，夜间打开，在吸收二氧化碳的同时，能制造出氧气，洁净空气的能力十分显著。

5. **虎尾兰、虎皮兰、褐毛掌、龙舌兰** 这些植物多能起到净化空气的作用，且非常容易打理。

6. **茉莉、丁香、田菊、薄荷、玫瑰、紫罗兰** 这些植物释放出的花香，能使人心情愉快，对睡眠十分有利，同时还能减少老年人发生痴呆症的可能性。

硬木家具有益身体健康

选择家具时，究竟什么样的木料才适合中老年人的身体健康呢？下面，为中老年朋友提供一些必要的健康知识。

专家认为，紫檀、樟木、黄花梨等名贵硬木家具，不仅在文化和审美品位上给人艺术享受，同时具有一定的环保性能，这是很多现代家具所无法企及的。更重要的是，传统的硬木家具还兼有独特的药理作用，对人的健康十分有利。

对于樟木，人们的了解更多一点。在日常生活中，用于防虫的樟脑就取自于樟木，因此樟木家具具有基本的防虫功能。与樟木相比，紫檀的香气更加清淡，让人感觉十分优雅，将衣物放置其中，能日久生香。酸枝木、香枝木类同样具有这个特点。

海南降香黄檀，俗称黄花梨，也称"降压木"，在众多的硬木材料中，对人的身心健康最有利。在《本草纲目》中，黄花梨被称为降香，具有舒经活血、降血脂、降血压的作用。用海南降香黄檀的木屑泡水，能降血压、降血脂；用木屑填充枕头，具有舒经活血的功效。海南降香黄檀制成的家具，能散发出幽幽降香，对养神与睡眠有较好的作用。

合理摆放花草关乎健康

随着人们生活品位的提升，开始更加关注室内空气质量。特别是在装修之后，室内空气中的有害物质非常多，如苯、甲醛、氨等。此外，家电种类的繁多，也使空气中的负氧离子数减少。

因此，人们选择养殖花卉来美化环境，净化空气，排除室内有毒物质。但是，不恰当的养殖方式也会产生负面影响，尤其是对中老年人。

养花的好处确实很多，但卧室摆放花草依然有一定的讲究。白天，花卉在进行光合作用的时候，能吸收二氧化碳，释放出氧气。但在夜间，花卉停止光合作用，吐出二氧化碳，还会吸收氧气。因此，在卧室摆放花草，有可能会损害身体健康。夜间睡觉时，卧室内尽量不要摆放花草,以免造成氧气的缺失,影响中老年人的身体健康。

有些花卉在清新空气的同时,会对人体产生负面影响。因此,在卧室内尽量不要摆放花卉。比如月季确实能吸收有害气体,但其释放出的花香太过浓郁,易使人身体产生不适,甚至造成呼吸困难;黄杜鹃虽能吸收化学物质,但其花朵有毒,误食会威胁生命健康;郁金香的花朵中含有一种毒碱,可能会造成毛发脱落加快。因此,中老年人尽量不要在卧室内摆放花草。

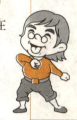

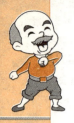

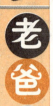

第四章

中老年人的"性"福生活小秘密

和谐性生活有益身心健康

研究调查显示,对于很多中老年人来说,性情感、性关系和性要求仍然是较为基本的生活需求。当这种需求受到压抑而无法得到满足时,对中老年人的身体和精神都会造成一定的影响,甚至引发各种疾病,对于中老年人的健康与长寿,显然是较为不利的。研究表明,适度的性生活有益于中老年人的身心健康,而这种好处是日常生活所难以提供的。

首先,适度的性生活能够有效丰富中老年人的晚年生活,对治疗寂寞、孤独、空虚等情绪功效显著。到了中老年的时候,儿女基本成家立业,家庭责任和社会工作大幅减轻。而相处了几十年的老伴,常常会显得静默无语,有种老夫老妻的感觉。这个阶段,性生活次数会明显减少,但其重要性并未降低。

到了中老年的时候,夫妻之间常常是各干各的,都有自己的爱好。而适度的性生活有益于增进夫妻双方之间的情感交流,体会到对方的安慰。在这种融洽的夫妻生活中,能感觉到对方的存在,产生相濡以沫的感觉。特别是这个阶段的中老年男性,退休之后容易产生孤独感和单调情绪,损害身心健康。中老年男性不像老伴那样,可通过经常串门拜访来丰富业余生活。因此,老伴之间应该相互体谅,通过适度的性生活来共同享受生活的魅力,为晚年生活增加更多的色彩。

其次，在应对中老年人的苦恼、自卑、自信心等方面，适度的性生活能起到较大的作用。随着青春的逝去，中老年人的性活动能力逐步衰退，会明显地感觉到身体器官的退化，从而产生苦恼和自卑的情绪。当这种情绪大肆蔓延的时候，会加速人体的衰老。此时，中老年人不应该纠结于性生活的次数，而应以更加积极的态度去面对，通过这种夫妻间的交流，来重新感受到生活的无限魅力。其实，在中老年人的生活中，不光是性生活，像抚爱、拥抱、亲吻等性活动同样能够增加双方之间的情感交流，在获得享受的同时，增强生活的自信心，起到延年益寿的作用。国外的调查结果显示，性生活能够有效延长人的寿命，当这种活动终止之后，男性与女性普遍只有10年左右的寿命。

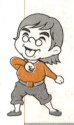

总的来说，和谐的夫妻生活对于中老年夫妇之间的情感与家庭关系具有重要的作用。拥有一个恩爱的伴侣，一个美满的家庭，是健康长寿的基础。德国工人领袖台尔曼曾经说过："爱就是快乐，她像阳光一样，透过失败、忧虑、悲哀和苦难，照耀着一切有生之物。"

夫妻恩爱，能够产生出一种催人向上的力量，使互相之间建立一种和谐、温暖的关系。当人处于一种愉悦或者兴奋状态时，体内会分泌出酶、激素、乙酰胆碱等物质，加速血液循环和神经细胞的兴奋，促进新陈代谢，延缓人体衰老。

增进情感交流，促进中老年健康

经历了几十年的相濡以沫，使得中老年夫妻对于双方的脾气秉性十分了解，因此说话更加直接。其实，在中老年夫妻之间，情感的交流是十分重要的，如说话时应该讲究方式和态度，使对方感受到真情与关爱。

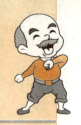

老爸老妈最喜欢的健康书

有一些老夫老妻，由于相互之间过于熟悉，说话时的语气往往十分直接。吃饭前，有一方问："吃饭了吗？"另一方回答："不吃饭，难道还饿着吗？"出门时，一方嘱咐道："外面冷，多穿点衣服。"另一方则答道："我又不傻！"在这种简单的生活交流中，如此的交流不利于夫妻双方之间的关系，使人感觉非常不舒适。

即使到了中老年的时候，相互之间的情感交流还是十分重要的，对健康大有裨益。研究表明，男女之间的接吻会使双方心跳跃升至每分钟110次，有效促进血液循环，呼吸加快，增加肺活量，改善氧气供应。接吻能增强双方的肌肉活动，使得充血过程加快，能有效减缓皮肤和脸部衰老。性激素分泌加快，使得身体器官处于活跃状态，有效促进人体健康。

同时，拥抱也是一种交流、传递、寄托和释放情感的方式。夫妻之间的拥抱，能有效促进家庭关系的和谐；恋人之间的拥抱，使得爱情的浓度升华；朋友之间的拥抱，使得友谊更加坚固。

心理学家表示，在性生活之外的身体接触，能有效增进双方的情感交流，使得精神更为饱满，对身心健康十分有利。亲昵的说话，会使双方感受到爱的存在。在充分的情感交流中，会使对方感受到幸福与乐趣。对于中老年人来说，在多样化的情感交流中，不但能感受到幸福，还能有效促进人体循环系统的加快，延缓人体衰老。

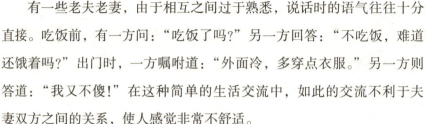

掌握性爱技巧，共享鱼水之欢

首先，性生活的强度应注意控制。随着年龄的增大，中老年人的耐久力、灵活性和肌肉张力会明显降低。这个阶段，性生活过于激烈会导致肌肉损伤和腰酸背痛等症状，不利于中老年人的健康。为了尽量减少性生活过程中的体力消耗，可采用坐位、立位、侧卧位或者女上位。尤其是侧卧位，能明显节省体力，避免中老年人的颈部过于弯曲，造成眩晕等症状。时间不宜过长，应控制在 10 分钟以内，动作宜轻缓。当出现不适症状时，应及时停止运动，进行适当的休息。对于心脑血管病患者，应更加注意自身健康，控制好情绪，避免意外情况的发生。

其次，夫妻双方保持友好的配合。在中老年人的夫妻生活中，心理满足比生理满足更为重要。当夫妻生活不再和谐的时候，应该相互体贴、关怀。像性生活之前的爱抚，能使双方的精神上获得较大的满足感。对于男性来说，应该充分考虑到中老年女性的生理现状，加强交流，增进相互间的了解和沟通。

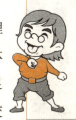

最后，随着人体的老化，性生活往往难以重现年轻时候的快感。此时，像拥抱、接吻、爱抚等方式，都能促进相互之间的兴奋，不必过于追求性高潮。

关于中老年夫妻的性爱频率，以顺其自然作为基本的原则。中老年人的性欲应该是顺其自然而产生的，不要过于勉强。在整个过程中，应保持自然的状态，避免出现任何不适症状。在性生活过后，应当注意充分的休息，以保证人的精神状态。

正确看待性衰老，保持健康心态

到了中老年的时候，出现性衰老是很自然的事情，不必过于苛求。当出现性生活次数减少、性反应减弱等情况时，应保持积极向上的精神状态，正确看待人体出现的正常反应。

在应对性衰老方面，普遍存在着两种看法。一种是难以正常看待出现的生理变化，从而滋生消极情绪。有一些中老年人，无法接受这种生

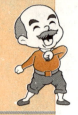

理现实，仍然期望保持年轻时的状态。当这种期望落空后，反而会产生自卑和悲观的情绪，或者进行盲目的滋补，损害身心健康。另外一种人会走向另一个极端，惜精如命，人为地压抑性欲，甚至崇拜禁欲的生活。

这两种看法都是不正确的，对人的身心健康十分有害。在承认衰老的同时，以更加积极健康的心态去面对，克服自卑情绪，扭转生活心态，才能拥有更加美满的生活。

对于中老年人来说，保持适度的性生活才是最健康的，能延缓人体衰老，增强对生活的信心。当然，也有一些保养的方法。

（1）保持积极向上的心态，相信自己。注意自身外表的年轻化，情绪的变化，会使人感觉更加年轻。

（2）尽量戒烟、戒酒、戒赌，保证充足的睡眠。补充适量的维生素E胶囊，能有效延缓性衰老和身体衰老。

（3）注意饮食营养吸收，多吃海味类食物，能增强性欲。

（4）多运动，尤其是步行和慢跑，注意下半身的锻炼，特别是腰部和足部。

（5）在保证对伴侣忠诚的前提下，依然保持对女性的倾慕之情，能促进性腺激素的分泌，增强性功能。

（6）退休之后，依然保持充足的生活心态，不能满足于含饴弄孙，而是要积极参加多种多样的业余活动。

克服心理障碍，享受健康生活

在中老年人的性生活中，对性行为的忧虑与畏惧是造成性功能障碍的重要因素。当中老年男性出现这种心理状态时，会立即引起阴茎勃起困难，直接影响到生活质量的提高。当自信心丧失的时候，会产生自卑的心理，影响到性反应的自然性。

当出现这种状态时，夫妻双方或者一方会格外关注性生活过程中的生理反应，导致自身处于旁观者的角色。处于这样的角度，会降低自己对性生活的注意力，不能保持热烈的氛围。注意力的分散，使得心情更为紧张，从而导致自然的反应受到抑制。

性生活的失败，会形成一个恶性循环。此时，夫妻双方或者一方会产生心理压力，从而更加导致对性生活的忧虑与自卑。其实，男性性行为比女性更加脆弱，尤其是中老年男性。当情绪不好的时候，会分散注意力，造成性能力的下降。

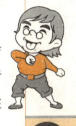

进入中老年之后，男性生理衰退是更为明显的。过于担心这个问题的时候，会影响到性生活的质量。当然，中老年女性也会产生类似的担忧，害怕自身魅力的丧失。

总的来说，基于生理特征、道德观念、社会文化等因素，都会对中老年夫妻的性生活造成一定的影响。其实，这种畏惧反而会适得其反，使得健康的心态受到压制。其实，保持夫妻双方之间的沟通与交流，能较大程度地缓解这种压力。在认清生理现实的基础上，保持积极向上的心态，通过多种方式加以调整，能缓解自身心理压力，恢复健康的生活状态。

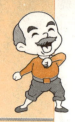
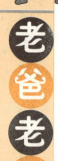

第五章
养宠物，乐趣与健康并存

❧ 宠物是中老年生活的调味品

当中老年人退休之后，会逐渐与社会脱离，较少地参与社会活动。如何继续保持同社会的交往，成为困扰中老年人的难题。经常参与社交活动，能有效减轻中老年人的孤独感，增加生活乐趣。到了中老年的时候，亲朋好友，甚至是老伴，会相继离世，再加上子女的远离，孤独感与寂寞感成为威胁人体健康的重要因素。

此时，宠物成为中老年人主要的情感慰藉，成为日常生活中的一部分。于是，在他们的日常生活中，宠物增加了生活的乐趣，甚至成为参与社交活动的纽带。出门遛狗时，常常会碰到同样的人，提供了相互之间交流的机会。在交流饲养经验的过程中，会满足人们对于社交活动的期待。

此外，饲养宠物丰富了中老年人的业余生活。当远离子女的时候，宠物成为重要的关注对象，是中老年生活的主要调味品。关心宠物的饮食起居，带着一起散步，增加了晚年生活的乐趣。即使是不注意活动的老年人，也会在宠物的陪同下，进行散步和活动。

研究表明，适量的运动对中老年人的身心健康十分有利。在面对可爱的宠物时，中老年人的生活会变得更加有趣，能有效促进身心健康，延缓人体衰老。

选择适合自己的宠物

动物是人类的好朋友,在朝夕相处的过程中,能体现出爱心与关怀,对中老年人的身心健康大有裨益。科学研究表明,"空巢"老人如果饲养宠物,在心理和身体上都会更加健康,产生非常直接的影响。在动物与人之间,会形成一个相互依赖的关系,提高自身生活能力。

饲养宠物能给人带来无穷的生活乐趣,缓解各种压力,弥补在家庭和社交活动中的缺失。从现实的角度来说,老年人养宠物是为了找个伴,增加点生活乐趣。因此,在选择动物的时候,尽量贴合自己的兴趣爱好和生活习惯,不能反让动物影响到人的身心健康。

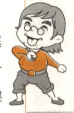

宠物狗是最受欢迎的,有上百种,性格也完全不一样。有活泼顽皮的,运动量会相对大一些;有安静温和的,运动量稍小点。一般来说,宠物能够相对轻易地与人建立情感连接。因此,在饲养之前,应进行充分了解,在选择的时候,才能做到有的放矢。

在饲养的时候,应充分考虑到自身体质,选择较为亲近的犬种。犬分为小型、中型、大型,而小型犬较轻,食量偏小,易于饲养和管理。另外,毛的长度也成为选择时重要的考量因素。长毛狗通常需要经常洗澡和梳理,能增加中老年人的生活乐趣。短毛犬利于清洁和梳理,更加适合体质较弱的中老年人。对于患腰腿疾病的人来说,在遛狗时要十分注意,避免发生绊倒等意外事件。注意遛狗场合,尽量选择安静的区域,避免狗产生兴奋,脱离人的控制。另外,尽量选择饲养幼犬,这样更容易培养相互之间的情感,有利于控制。

总的来说，在饲养宠物时，以获得乐趣作为基本的原则。在饲养过程中，也不能忽视与周围人的交流，否则会适得其反。

学会如何帮宠物剪梳毛发

很多动物的毛发都很旺盛，等到了夏季时，不但十分热，还影响美观。这个时候，中老年人需要对宠物进行适当的打理，帮助剪梳毛发。帮助宠物剪梳毛发，能有效丰富中老年人的日常生活内容，增加生活乐趣。下面，为中老年朋友介绍帮助宠物剪梳毛发的具体步骤：

工具准备：剪刀、梳子。

准备事项：在修剪之前，先帮宠物洗个澡，再吹干，把毛发梳理整齐。使用剪刀的时候，不要对准宠物身体，防止意外划伤。

宠物脸部毛发较长时，易被食物和水附着，产生打结，显得脏兮兮的。因此，修剪脸部是非常有必要的。

（1）修剪脸部并不容易，可以先从眉毛入手，注意剪刀的朝向，防止划伤眼睛。

（2）胡须是宠物非常重要的探测器，不要乱剪，保持整洁就可以了。

（3）嘴唇下颌及边缘的毛发并没有实际用处，影响美观，可酌情剪去。修剪时，可按住宠物嘴唇，防止乱动时造成的误伤。

（4）宠物耳际的毛发要剪去，尽量挖空耳朵内侧毛发，让宠物在夏季时感觉更加舒爽。

（5）稍微修剪宠物头部毛发，顺着头骨剃。注意分开耳毛，不要把耳毛剃了。

（6）适当地修剪耳毛，以个人喜好来定。

修剪宠物的毛发，可以让其看起来更加舒适、凉快。但不可全部剃光，否则会使宠物感觉非常不舒适，继而引发各种皮肤疾病。有些宠物被剃了毛之后会感觉不舒适，甚至引发抑郁，不愿出门。

当然，中老年人在为宠物修剪毛发时要注意自身安全，避免伤到自己。在修剪时，脸部不要靠得太近，以防各种病毒传染。

谨慎对待宠物，防止病毒传染

为了自身的安全与健康，中老年人应该谨慎对待宠物，防止病毒传染。养宠物确实有利于中老年人的身心，但由于不恰当的饲养而带来的病毒危害也要引起重视。

经常养宠物的人应该有过切身感受，皮肤偶尔会感觉瘙痒并生疹子，这其实是感染了皮肤真菌的缘故。只要是宠物，都容易携带各种真菌，人感染之后，会出现瘙痒和圆形红疹。不及时进行处理的话，会扩散至全身，有留下疤痕的可能性。不过，只要及时到皮肤科就诊，问题不大。常用的药物有：派瑞松乳膏、达克宁霜等外用抗真菌药膏。严重者需听从医嘱。

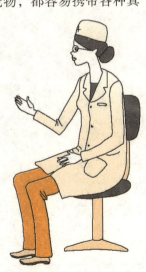

在日常生活中，主要的宠物为狗和猫。那么，它们究竟会给人体带来怎样的危害呢？对于狗来说，最常见的是被其咬伤。如果是来历不明的犬或者是无证犬，需要及时注射狂犬疫苗。即使没被咬伤，而是抓伤或者被舔舐过黏膜，也需要注射疫苗。当头、面、胸背等部位同时被咬伤或者抓伤时，则需要同时注射抗狂犬疫苗血清。

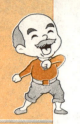

即使是养猫，偶尔也会出现被抓伤或咬伤的情况，也可能伤口被猫舔过而受感染。症状大多发生在被抓伤或者咬伤后的3~14天，出现红肿，形成水疱、破损，1~3周内干燥愈合，发病2周内，出现淋巴结肿胀。伤口较深的话，应用双氧水进行消毒，适当涂抹抗生素软膏。伤至深层的话，应及时就医。

为了防止意外情况的发生，饲养宠物的中老年人应该常备一些相关药品。此外，应定期为宠物进行体检和注射疫苗。

第六篇 中老年人心理健康调节

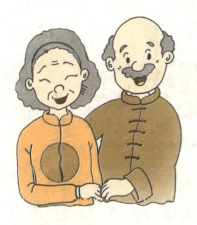

最新医学研究结果表明，人体健康与性格密不可分。性格是每个人情绪活动倾向性与行为方式特征的总和。在保证健康长寿的秘方中，加强性格修养是非常重要的一方面。众所周知，乐观豁达者多长寿，而性格忧郁或粗暴者，长寿的概率很小。

对于中老年人来说，心理健康的调节是十分重要的。尤其是各种老年病患者，需要及时摆脱不良情绪的滋扰，更加从容地面对生活。不良的心理情绪会严重危害中老年人的身心健康，加速人体衰老，百害而无一利。保持乐观的生活态度，多与亲友、邻居交流、沟通，保持心理健康，是走向长寿的重要法宝。

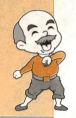

第一章
走出抑郁，活出快乐

看得开，气才能顺过来

南宋词人辛弃疾在《贺新郎》中说道："叹人生，不如意事，十常八九。"很多人到了中老年的时候，依然操心很多事情：儿女家庭是否和谐、身体是否健康，孙子、孙女的学习是否进步，会不会因儿女太忙而得不到很好的照顾，以及自身面临的健康问题。辛苦劳作了一辈子，心还是放不下来，负担反而与日俱增。很多中老年人虽然看上去自由自在，但每天依然唉声叹气的。哀叹，是气不顺的表现，而气不顺就会老得快。

想要让气顺过来，有一个三字秘诀：少操心！那么，如何才能做到少操心呢？

首先，要服老，让气顺过来。人体衰老是一个无法扭转的过程，要认清这个事实，不要妄为。在日常生活中，要注意自身体质，不要像年轻时候那样较劲。随着年龄的加大，身体器官的衰老是很自然的事情，不要过于纠结。以平常心面对身体老化的事实，心气自顺。儿孙自有儿孙福，看得开一些。

其次，学会放手。在现实生活中，经常有一些老人不安于清闲的生活，操持着家务。当儿女长大之后，要学会转变角色，让他们独立地面对工作和生活。当父母不撒手的时候，儿女们也会感觉十分不舒服。既然想让儿女懂事，自己也要懂事，放手让子女去面对生活。作为儿女来说，应该主动担当起生活的重任，让父母过好晚年。

最后，内养一口气。面对自然的规律，人并非毫无作为。服老，更多的是对自然规律的认可，不是消极的。只要懂得一定的养生之道，就能够较好地保全身体，从而延缓衰老。

如何做到养生呢？有一个三字诀：炼、防、养。所谓的"炼"，即是要锻炼身体，提高身体素质，增强抵抗疾病的能力。锻炼的方式有很多种，比如散步、打太极、慢跑等。所谓的"防"，即是要预防感冒、关节炎、胃炎等常见病。所谓的"养"，即是通过注重饮食营养的补充，增强体质，促进人体健康。

多进行"话聊"

退休之后，中老年人的社会身份会发生转变，社交活动也会相应地减少。此时，中老年人十分容易发生健康失衡和心理抑郁。

中老年人从繁忙的社会氛围中解脱出来，突然进入清闲的状态，极易出现不适应，从而导致孤独感、自卑感、失落感的滋生。尤其是远离子女之后，独守空门，孤独感更加强烈。面对这种情感，"话聊"是最为有效的解决办法。若是与几个好友谈天说地，能较好地缓解体内的孤独感。"话聊"具有三个方面的作用：

1. 提神养脑 在聊天的过程中，话题上至天文地理，下至家长里短，国家政治、社会现状都有所涉及。在这种氛围中，中老年人的郁闷心情能得到极大程度的缓解，排解心里的忧郁。在缅怀过去、畅想未来的时候，人处于一种非常愉悦的状态，对治疗心病有较好的作用。

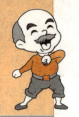

老爸老妈最喜欢的健康书

2. 促进身心健康 儿女在孝敬父母的时候,不但要在物质上给予一定的照顾,还应从精神上给予安慰和关心。对于大部分的中老年人来说,儿女们的关心是最重要的。时常同父母说说心里话,保持密切的沟通,能缓解他们心中的孤独与抑郁。

3. 排除孤独与寂寞 当清闲的时候,经常同好朋友或左邻右舍聊天,对于排解内心的孤独与寂寞有较好的作用。

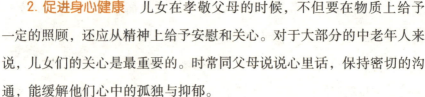

坦然面对故友的逝去

夕阳无限好,只是近黄昏。当年老之后,人会更加容易追忆旧事,以及那些美好的时光。可是,所有的美好都已是故去,再也不复返。当挚友作古、家庭琐事发生时,中老年人往往会陷入忧郁,产生失落、寂寞和忧愁之感。

现代医学认为,忧伤或者悲愤过度的时候,会导致肺气抑郁,人会变得气乏形瘁、气少不足、面色惨淡等。当这种情绪蔓延的时候,会影响机体功能的运转,致使人的体力消耗过多,抵抗力下降,甚至可能出现精神病、心脏病、高血压等症状。

对于中老年人来说,伤感是养生的大忌。当出现忧愁等情绪时,人会更加容易变老。人生难免事事如意,要学会正确地面对。对于无法掌握的事情,要学会坦然面对,保持平常心,认清现实。不要过于纠结生活的各种小事,不生闷气,不认死理。

在面对大自然规律的时候,以平常心去面对,不必过多苛求,顺其自然,放下心结。保持开阔的心胸,摆脱孤立的状态,融入到周围的世界中,对生活充满希望,保持生命的热情。适当的时候,多去亲近大自然,保持心平气和的状态。

第六篇　中老年人心理健康调节

对于中老年人来说，和谐的生活环境固然重要，但内心的健康与平静也至关重要。在长寿秘诀中，开朗的性格与乐观的态度是必不可少的。

丧偶老人的心理调适

俗话说得好："少年夫妻老来伴。"在经历了几十年的相濡以沫之后，老伴的离去，必然会给另一方带来巨大的心理创伤，甚至丧失生活的勇气与信心。暮年丧偶，是人生的一大不幸。但是，面对现实，活着的人也要坚强地活下去。

根据现代心理学的研究成果，在老伴去世之后，另一人常常会经历三个阶段，才能走出这段伤痛。

首先是自责。当老伴撒手人寰的时候，生者常常会陷入自责，觉得自己负有不可推卸的责任。于是，生者变得精神恍惚，心理负担过重，甚至出现行动上的反常现象。

然后是怀恋。在剧烈的阵痛过后，生者的情绪会慢慢地缓和过来，进入沉思和怀念阶段。于是，在日常生活细节中，老伴的身影会常常出现在生者脑海里，变得凄凉而孤独。

最后是恢复。在亲朋好友的关怀之下，生者的情绪会变得更加稳定，认识到"生老病死乃是无法抗拒的自然规律"的道理，更加从容、坚强地面对未来的生活。

当然，想要顺利地度过这三个阶段，还是非常困难的。为了消除心理上的悲痛，排解内心的苦闷，生者需要进行必要的心理调适，才能适应新的生活环境。

1. 充分地宣泄　面对老伴的逝去，生者内心的痛苦是必然的。此

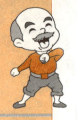

时，这些情绪不应该压抑在心里，而是要尽快地抒发出来。有些时候，尽情地痛哭一场是非常有效的。此外，通过书信、日记等方式，也可以较好地抒发个人的悲伤情绪。

2. 转移注意力　可以选择到亲朋好友家小住一段时间，或者多参加业余活动，分散精力。在丰富的业余生活中，精神上的苦痛会慢慢消解，渐渐消除逝去老伴带来的苦痛。

3. 乐观生活　在逝去老伴的痛苦中，生者应该参悟到人生的真理，乐观地面对生活，继续顽强地度过余生。

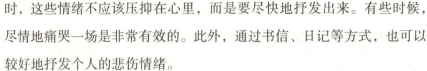

摆脱"老顽固"，争做"老顽童"

固执，意为坚持己见，不懂变通。相比较而言，中老年人更容易出现这种心理，甚至有些老年人被戏谑为"老顽固"。

实际上，老顽固的产生具有深厚的社会心理因素。在几十年的社会经历中，中老年人的社会经验较年轻人更为丰富，当然这其中有积极的，也有消极的。在几十年的社会活动中，在成功与失败之间，中老年人对事物具有更为坚定的主观态度。当这种主观态度与客观环境难以融合的时候，便会表现出固执。

在面对社会环境方面，中老年人的适应能力稍差些。在中国的社会和家庭环境中，中老年人往往处于受尊敬的地位，即使出现不符合实际的言行，也会主观地认为是正确的。因此，形成一种"顽固不化"的状态。

在这种心理状态之下，中老年人对于社会和家庭会产生不适感，会更加消极地应对生活，与世界形成阻抗之势。在养生之道中，对社会生活的认同是保持良好心态的前提。因此，与其做一个与社会、家庭相抵触的"老顽固"，不如做一个幽默风趣、乐而忘忧的"老顽童"。

第六篇　中老年人心理健康调节

幽默是一种伟大的人生智慧，这个观点深受世人的认同。在现实生活中，难免会遇到一些纠缠之事，甚至形成剑拔弩张之势。此时，不能做一个老顽固，非要争个高低，而要学会心存宽容，通过得体的幽默化解这种气氛。幽默是一种高尚的人生境界，人生的脉搏完全由自己梳理。

在现实生活中，人们常常称那些幽默通达、爱好玩乐的老者为"老顽童"。研究表明，幽默且善于寻找生活乐趣的人，往往更容易长寿。特别是在退休之后，中老年人的生活会显得寡然无味，相当单调。适当地风趣些，会使生活变得更为丰富多彩。老有所乐是一种非常健康的生活方式，能延年益寿。

随着生活条件的改善，娱乐的设施与氛围更加健全。对于很多中老年人来说，打太极、练歌舞、击剑、垂钓、游泳、旅游等活动，渐渐成为日常生活的一部分，从而达到乐而忘忧、不知老之将至的状态。

当然，幽默是一种非常高级的精神状态，蕴含着深厚的人生智慧。在面对别人缺点的时候，机智而又敏捷地指出，在微笑中加以否定。单纯地指责，会使自己看上去十分尖锐，令人生厌。老顽童往往是在对生活的戏谑中达到一种乐知天命的境界。

当中老年人达到"老顽童"的人生境界时，烦恼与忧愁都会被抛之脑后，代之以更为积极的人生态度。

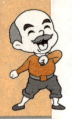

第二章

注重日常情绪调节

人老心不老

到了中老年的时候，人常常会产生悲伤的情绪，隐约地有一种垂暮之感。特别是看到萧瑟的秋叶，更容易产生焦虑的情绪，觉得自己已经老了。有些中老年人患得患失，对身体格外关注，出现一些小问题时非常紧张。他们担心身体一旦出现疾病，会无人照料，便整日活在恐惧之中。

调查结果显示，50%以上的中老年人患有慢性疾病，近80%的人最担心晚年孤独。正是这种恐惧的心理，不但加速生理上的衰老，也使心理衰老更为严重。其实，比机体衰老更为严重的是心理衰老。与其忐忑地面对未来的生活，徒增生活的烦恼，不如活得轻松一点，保持年轻的心态。只要保持积极的生活心态，便会忘记年龄的困扰，更加从容自如地应对未来的生活。

只要做到以下几个方面的事情，就能忘记年龄的羁绊，永葆年轻的心态。

首先，保持乐观的生活心态。实践证明，只有乐观的心态，才是健康的保证。只要人老心未老，依然能焕发出无限的光彩，展示出旺盛的生命力。

然后，适当地发泄情绪。人生难免会遇到些挫折，总有低谷和烦恼的时候。当这些情绪产生的时候,不要闷在心里,而是要通过合理的途径将其发泄出来。此时,向亲朋好友倾诉内心的苦闷,可以很好地缓解心中压力。

其次,不必严格律己,更不必求全责备。对于很多事情,中老年人要看得开,要更宽容一点。鉴于自身的缘故,难以再做到事必躬行,要学会放手。对待他人,要更加宽容,不要过于计较。当人体处于紧张状态时,会导致内分泌失调,造成心跳加快、血压升高等症状。为了自身健康,需要合理控制情绪,保持宽容的生活态度。

最后,积极思考,让大脑更活跃。当遇到事情时,保持思考的习惯,学会冷静分析,形成正确判断事物的能力。当大脑仍然处于活跃状态时,说明人体并未完全变老。

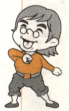

让快乐自给自足

俗话说:"笑一笑,十年少;愁一愁,白了头。"从心理健康的角度来说,排解忧愁,创造快乐,是长寿的必经之道。中老年人需要保持良好的心境,预防心理衰老,才能拥有美好的生活。当然,想要创造快乐,学会排解不良情绪是前提。

面对生活中的各种烦恼,中老年人应学会各种排解忧愁的方法。下面,为中老年朋友介绍几种排解不良情绪的方法。

1. 疏导排泄法 当不良情绪滋生的时候,中老年人要学会正确地加以疏导,将其排泄出去。此时,中老年人可以向亲朋好友倾诉,宣泄内心的苦闷与忧伤,争取一吐为快。在这种肆意的宣泄中,人的情绪能得到极大的缓解。

2. 转移遣忧法 包括两个方面:情绪转移和环境转移。情绪转移,

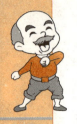

指的是在遇到烦恼忧愁的时候，尽可能多地参与业余活动，如跳舞、下棋、听音乐等方式，排解心中的苦闷，使不良情绪得到较好的转移。环境转移，指的是在遇到忧伤的事情时，可以暂时更换居住场所，避免触景伤情。有的时候，换一个环境，相当于开始一种新的生活，不失为一种有效的方法。

3. 暗示法 通过暗示的方法，可以正确地疏导内心的苦闷。当心情不愉快的时候，暗示自己具有乐观向上的心态，能有效消除内心的苦闷，达到心理上的青春常驻。

4. 乐天知足法 经历了几十年的风风雨雨，中老年人要有一种"大肚能容天下能容之事"的肚量。中老年人要更加淡泊名利，不因外物而动，懂得知足，坦然面对人生，安度晚年。

当不良情绪得到排解之后，要学会如何为自己创造快乐。与其在沉郁中度过晚年，不如保持舒适和愉快的情绪，让自己快乐，既是身体上的，也是精神上的。中老年人要获得快乐，需要从以下几个方面着手。

1. 讲究实事求是 现实与期望总会存在一定的距离，在制定生活目标的时候，要更加实际，不要与现实产生太大的背离。

2. 及时调整自我认识 生活中，时常会遇到不如意的事情，要学会去适应。在难以改变现实的情况下，要学会及时调整自我的认识。由于年龄和生活经历的差异，中老年人难免会与晚辈的生活方式存在出入，学会适应是最明智的选择。

3. 切勿悔恨过去，担心未来 人生数十载，遇到些磕磕碰碰或做错事，都是正常的事情，不要过于放在心上。当这种情绪长时间积存心中的时候，会影响人的生活心态。作为中老年人来说，应该为晚辈们树立榜样，保持积极向上的心态。有些中老年人，担心晚年缺少照顾，因而整日忧心忡忡。实际上，这样的担忧只会使自己的生活更加糟糕，徒增生活的烦恼。

4. 努力过好每一天　在日常生活中，中老年人应该做一些力所能及的事情，既有利于身心健康，也为子女分担一些生活压力。合理安排每天的生活，参加各种社区活动，保持身心健康。

正确预防"退休综合征"

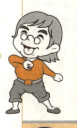

退休综合征，指的是人在退休之后难以适应新的社会角色、生活方式和生活环境而出现的恐惧、抑郁、焦虑等情绪，甚至产生一种偏离常态的心理障碍。在这种心理障碍的影响下，容易诱发各种心理、生理疾病，危害人体健康。

在每个人的生活中，退休都会成为其中的一部分。当人际交往、社会地位、生活内容与节奏发生重大转变的时候，每个人的心中都会产生一定的变动。由于难以适应而导致情绪上的偏差，容易成为危害健康的不利因素。伴随着这种消极的心态，人会产生失落感、无望感、无助感和无力感。

当然，影响个人情绪的因素有很多种，包括个性特点、职业性质、个人爱好、人际关系等。

特别是一些喜欢争强好胜，习惯于忙碌的生活节奏的人，反而更加容易产生退休综合征。当忙碌的生活节奏突然停顿下来，会让人显得无所适从。倒是一些生活节奏相对缓慢的人，反而会更容易适应退休后的生活方式。退休之后，人的精神寄托会出现空白，生活变得枯燥乏味，有产生抑郁的风险。如果没有一定的个人爱好的话，极易产生心理失衡，导致心理上的疾病。退休之后，社会角色的转换也是人所难以适应的。由于工作而建立起来的人际关系会瞬间崩塌，当生活中缺少知心朋

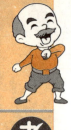

友时，人的不良情绪就会加快产生。

退休是人生的重要转折点，标志着老年期的开始。预防和治疗退休综合征，应该成为每个人心中的意识，这样才能更加从容地适应这种社会身份的转变。下面，为老年朋友介绍几种常见的应对办法。

1. 调整心态，顺其自然 衰老是人的意志所难以控制的，是客观存在的自然规律。退休也是一样，是每个人必须要经历的过程。在思想认识上，老年人一定要正确地加以对待，保持积极的生活心态，做到老有所为、老有所学、老有所乐。

2. 善于学习，接受新知 中国有一句谚语："活到老，学到老。"西汉时期文学家、经学家刘向曾经说过："少而好学，如日出之阳；壮而好学，如日出之光；老而好学，如秉烛之明。"中老年人善于学习具有两个方面的益处：第一，通过不断地学习可以更新知识，树立新的观念，跟随时代的发展潮流，不至于成为一个"老顽固"；第二，通过不断地学习，可以促进大脑的活跃，进而延缓智力的衰退。

3. 培养爱好，寄托情怀 在退休之前，长期忙于工作，使得个人爱好处于搁置状态。退休之后，拥有大量的闲暇时间，正好可以丰富个人的业余生活。即使是没有明确个人爱好的人，也应当注重培养，以充实个人的业余生活。写字作画、种花养鸟，能较好地陶冶人的情操，丰富和充实精神世界。下棋、垂钓、跳舞、打球等活动，也能较好地促进人的身心健康。

4. 发挥余热，重归社会 即使是在退休之后，如果身体条件允许，又有一技之长的话，可以继续从事力所能及的工作。一方面可以充实个人生活，保持身心健康；另一方面可以继续为社会作出贡献，实现自我价值。

5. 注重社交，排解孤独 退休之后，人的生活圈子会迅速缩小，极易产生不适应感。对于老年人来说,不应该自我封闭,而是要积极地融入到周围的环境中。此时,可以继续保持同故友的交往,也可以着重加强与周围老年朋友的交流。良好的社交关系,能够丰富人的生活,增加生活趣味,为整个家庭营造良好的氛围。

6. **生活自律,注重养生** 退休之后,老年人的饮食起居依然要有规律,要制定科学的作息时间表,养成良好的生活习惯,尽量戒除烟瘾。同时,注重科学养生,将运动娱乐作为有效的手段,保持健康的体魄。退休之后,将养生保健作为基本的生活原则。

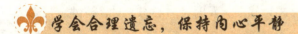

学会合理遗忘,保持内心平静

人到老年,大多赋闲在家,但烦恼并未见得有所减少。有些中老年人,情绪易受影响,整日忧心忡忡的,极大地损害自身健康。经历了半个多世纪的风风雨雨,中老年人应该慢慢领悟出生活的哲理。人生不如意之事,十之八九。对于一些琐事和难缠之事,学会合理遗忘是最有效的解决方法。只有保持内心的平静,才是保证身体健康的前提。因此,中老年人应该学会七种遗忘,让内心静如止水。

1. **忘记年龄,保持充沛的活力** 生理年龄是人力所无法更改的,是既定的事实,但心理年龄则不同。与生理年龄相比,心理年龄是可以人为控制的,代表着人的生活与精神状态。到了花甲之年,有的人哀叹生命将逝,有的人依然相信还很年轻。在这种截然不同的心态之下,人的生活状态是完全不一样的。对于健康长寿来说,消极的心态是大忌。孔子曾经说过:"乐以忘忧,不知老之将至。"

2. **忘记疾病,放松神经** 进入中老年阶段,60%以上的人都会患有不同的慢性病,不必过于忧虑。只要保持合理的治疗,注重精神调节,

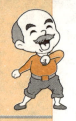

就能明显地缓和人的生活压力。中老年人患病，精神治疗是第一位的。

3. 忘记悲痛，学会解脱 到了这个年龄，生老病死都是很自然的事情。对于故友与老伴的离去，要看开一点，及时将自己从忧伤的氛围中解脱出来，将悲痛化为活下去的动力。

4. 忘记忧愁，预防心理疾病 中老年人经常多愁善感，易诱发各种心理疾病。现代医学认为，忧虑是抑郁症的主要根源。长期的忧愁，会导致各种老年病的产生，危害人体健康。

5. 忘记怨恨，宽以待人 到了一定的年纪，要放下争强好胜的心理，保持内心的平和。当心中产生怨恨之时，会使人的情绪极易产生波动，造成精神上的压力。忘记怨恨，及时调整心态，对保持健康长寿大有裨益。

6. 忘记名利，淡然处之 人的一生都在追逐名利，搞得身心俱疲。到了中老年的时候，要放下这些浮躁的心理，注重知足常乐，做一个乐天派，正确地看待生活中的纷纷扰扰。

7. 忘记悔恨，一切向前看 追忆过去的岁月成为每个中老年人生活的一部分。人生难免有追悔之事，要学会拿得起，放得下。过去的事情，已经不可更改，不要整日悔恨，伤害自身健康。

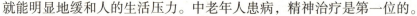

坦然面对百年，正视内心恐惧

人到暮年，终究要面对死亡，这是人所无法改变的客观事实。一般来讲，主要有两种态度：第一种是身受疾病的折磨，丧失生活的信心与勇气，产生惧怕死亡的悲观情绪，企图延长寿命，结果却适得其反。或者因为故友的离去，产生悲观的念头。第二种是意识到死亡的来临，并不畏惧，从容不迫，将自己的后事全部安排好。或是将死亡作为一种生命的解脱，平静地面对。第一种是消极的态度，第二种是积极的态度。对于老年人来说，应该保持积极的生活态度，注重克服消极态度。当然，身患重病的老人产生悲观情绪是可以理解的。而有的老年人，明明无病无痛，依然产生消极情绪，完全没有必要。总的来说，在面对"百年"的时候，不要产生"死亡恐惧症"，要正视内心恐惧，正确对待。

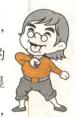

恐惧症是一种精神病症，是以恐怖症状为主要临床表现的神经症，是对某种物体或某种环境的一种无理性的、不适当的恐惧感，所害怕的特定事物或处境是外在的，尽管当时并无危险，恐怖发作时往往伴有显著的植物神经症状。本人也知道害怕是过分的、不应该的或不合理的，但并不能防止恐怖发作。所谓死亡恐惧症就是一种非正常的怕死，属于神经性恐怖症的一种。更多地表现为忌讳提到有关死的任何话题或任何有死的暗示意义的事物，一旦接触到这些东西，就会出现四肢发抖、浑身冒汗等神经症状。对于死亡恐惧症患者来说，要想康复首先要矫正对死亡的不正确认识，坦然地接受这一自然现象，所以心理治疗在其中起到非常重要的作用。对一些症状严重的患者来说可以采用一定的药物进行治疗，但需在医生的指导下运用。

当然，疾病是造成死亡恐惧的重要原因。尤其是身患疾病的老年人，更要保持顽强的意志力，坚决地与病魔作斗争，争取生存的希望。只有保持积极的心态，才能增强人体的免疫力，才具有和病魔抗争的资本。身患疾病，一定要听从医生嘱托，以乐观的心态去面对。试想一下，与其活在恐惧中，不利于疾病的康复，不如乐观面对，反而会形成良好的治疗效应。

1954年度的诺贝尔文学奖获得者、美国小说家欧内斯特·海明威（1899～1961年）的死亡哲学名为谈死，实为谈生，明显具有人生观和价值观的意义。他提出了"死自是一种美"，"活着，则勇敢地活下去"

的人生观和价值观，还提倡以"硬汉子"精神来面对死亡。他作品的主要人物大部分必然以死亡告终，但这些人物在失败或死亡之中往往设法保存了些什么东西，他们确实维持着本身的一种理想：该怎样做人的一种原则。

人们常说："人生七十古来稀。"随着生活、医疗条件的改善，人的寿命普遍延长。现在，活到七八十岁早已十分正常。但是，人的寿命总是有限的，老年人应该坦然面对自己的"百年"，争取活得幸福、快乐，安度晚年，让家人感觉安心。

第六篇　中老年人心理健康调节

第三章
患病后，心理调节最重要

比疾病更可怕的是负面情绪

随着年龄的增大，中老年人的身体器官和组织会出现明显衰老迹象。随之而来的慢性疾病，让很多中老年人饱受折磨。在各种疾病的威胁下，尤其是老年人，易产生精神压抑。当多次治疗后，苦痛依然存在时，会使人失去信心，导致情绪低落，甚至产生厌世情绪。

与心理健康相比，家属们更加重视病人的生理健康。于是，在治疗的过程中，病人缺少必要的精神慰藉，产生厌世的情绪，对于疾病的治疗是极为不利的。所以说，在治疗疾病的时候，要更加重视中老年人的心理健康，及时地加以慰藉和疏导。当出现较为严重的心理障碍时，需要进行科学的治疗。具体应对方法如下：

（1）充分了解病因，给予病人更多的理解和关怀。面临疾病的折磨时，病人常常会出现厌世等不良情绪。对于病人的心理波动，家人要能够给予充分的理解，热情鼓励他们战胜病魔，恢复健康。

（2）保护病人自尊心。无论在任何情况下，都要尊重病人，尤其是身患重病的老年人，要让他们感受到亲人的关怀与温暖。

（3）注重培养病人的生活情趣，鼓励他们参加各种有益身心的社区活动。加强人际交往，丰富和充实他们的精神生活，保持对生活的热情与信心。

（4）鼓励他们树立战胜病魔的信心，以乐观的态度面对生活。尽

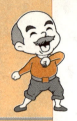

可能地帮助他们从恐惧的氛围中解脱出来，排除消极心理，配合治疗，勇敢地面对生活。只有这样，才能有效地延长寿命，重新燃起生命的火焰。

带病延年，莫怕疾病侵袭

尽管现代医学已经取得了巨大进步，但在治疗某些疾病方面，仍然收效甚微。想要与疾病划清界限，基本上是不大可能的。实际上，大部分中老年人都身患疾病，多以慢性病为主。一位经验丰富的老医师曾经说过："每一个50岁以上的人，我都能从他们身上查出一些疾病。"尤其是老年人，生病更是司空见惯。因此，患病是一种正常的状态，只有积极地进行治疗和面对，才能抵御疾病的侵袭。

其实，"带病延年"是一种非常好的精神状态。实际上，当中老年人患上某种难以治疗的慢性病时，只能通过缓解病情来解决，因而出现了"带病延年"的说法。身患疾病时，通过增加自信心，可以有效调动体内的免疫力，促进身体健康。反之，当人的心理出现崩溃时，其结果也可置人于死地。

在长期的癌症治疗中，医生发现对单个病人进行单独治疗时的死亡率非常高。为了避免这种情况的发生，医生选择了小组治疗的方式，将许多癌症病人分成一个小组，进行集体式的治疗。在这种治疗方式中，病人之间的交流与沟通增多，在互相了解中相互鼓励，增加对生活的信心。于是，彼此之间的沟通与交流增强了与病魔斗争的信心，使得治疗的效果更为显著，死亡率也随之下降。

其实，保持良好的心态是前提。面对病魔，心中要平衡，不要产生厌世的悲观情绪。充分感受到亲人朋友的关心，重新燃起对生命的热情。比疾病更可怕的是心魔，尽量往好的方面想。

第六篇 中老年人心理健康调节

其实，在治疗疾病的同时，要加强病人的心理治疗。只有保持积极乐观的心态，才能战胜病魔的侵袭。

治疗失眠，注重心理调节

失眠症患者，常常是由其自身的心理因素引起的。因此，只要患者进行自我心理调节，就能完全克服失眠症，恢复正常的生活状态。根据现有的资料，为中老年人朋友介绍几种对抗失眠的良方：

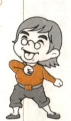

1. 情绪放松法 失眠固然不好，但失眠本身的危害远不如对失眠忧虑与恐惧所造成的危害大。对失眠的恐惧与忧虑，会产生恶性循环的精神交互作用，即失眠—恐惧—紧张—失眠—加重—恐惧加重—紧张加重—失眠更重……因此患了失眠症后，放松情绪，冷静地接受现实至关重要，同时要认识到失眠时，只要能做到心身放松，即便是整夜不眠，也无大碍，高僧经常静坐（卧）不眠却能长寿就是最好的证明。

2. 松笑导眠法 平卧静心，面带微笑，行6次深而慢的呼吸后，转为自然呼吸，每当吸气时，依次意守（注意力集中）头顶—前额—眼皮—嘴唇—颈部—两肩—胸背—腰腹—臀和双腿—双膝和小腿—双脚，并于每一次呼气时，默念"松"且体会意守部位散松的感觉，待全身放松后，就会自然入睡，必要时可重复2~3次。

3. 逆向导眠法 对思维杂乱无法入静的失眠者，可采取逆向导眠法。就寝后，不是去准备入睡，而是舒坦地躺着，想一些曾经历过的愉快事件，并沉浸在幸福情景之中。若是因杂念难以入眠时，不但不去控制杂念，反而接着"杂念"去续编故事，而故事情节应使自己感到身心愉快，故事的篇幅编得越长越久远越好。这些有意的回想与"编故事"，既可消除患者对"失眠"的恐惧，也可因大脑皮层正常的兴奋疲劳而转入保护性抑制状态，促进自然入眠。

4. 紧松摇头法 仰卧床上后，先行双上肢收缩用劲，持续 10 秒后放松，并体会放松感觉，重复 3 次后，同法依次做下肢、头、面部和全身的紧张后放松训练。待彻底放松后，微闭双眼，将头部以正位向左右摇摆，摆身为 5°～10°，摆速为 1～2 秒 1 次，一边摆一边体会整个身体越来越松散深沉，摇摆的幅度和速度也渐小，这样的自我摇摆仿佛婴儿睡在晃动的摇篮中，睡意很快就会来临。

以上几种方法，对于治疗失眠症状具有较好的疗效。当然，失眠症状多是由于患者自身的心理缘故引起的，只要患者进行合理的自我调节，都能起到良好的效果。

学会冥想，科学养生

随着生活节奏的加快，大多数人很少有空闲的时间。如果能有几分钟的休息时间，让自己好好放松一下，对健康大有裨益。假使仅有 5 分钟的时间，你会选择躺着放松，还是冥想呢？

在冥想的状态下，人的脑波和呼吸会逐渐平静下来，全身得到有效的放松。在这样的氛围中，能有效减轻人的压力和梳理杂乱的思绪。那么，冥想与放松式休息究竟存在着怎样的差别呢？

当放松之后，人的肌肉由紧张变为松弛，全身感觉十分舒适，如同睡觉一样。而冥想是完全不同的精神状态。在冥想的过程中，虽然整个人处于放松的状态，但是精神主要集中在某个点上。在这种状态中，整个人显得既平静又专注。

冥想对人的情绪培养是十分有效的。冥想能有效促使人的精神处于放松状态，对血压的调节作用十分明显。同时，平静内心中的躁动情绪，调节呼吸频率，缓解工作和学习中的压力。注意力的集中，以及大脑的平静，能使人进入真正的冥想状态。此时，整个人的精神高度集中，不为外在事务所打扰，从而达到一种天人合一的境界。

作为一种古老的修炼方法，冥想能有效降低患高血压、心脑血管等疾病的概率，对于治疗关节炎、心脏等疾病均有较好的功效。想要达到冥想的状态，按照以下几种方法，便能快速进入这种状态。

1. **观呼吸** 将注意力放在平稳的呼吸上，再缩小至鼻尖，关注吸吐之间的微小变化，排除外界的干扰。

2. **观外物** 可以眯着眼睛注视不远处的某一个物体，保持事物的单纯性，不要分心。然后闭起眼睛，想着那个物体，保持均匀的呼吸。

3. **观** 专注于观，只要保持内心的平静与精神力的专注即可。

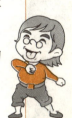

对于初学者来说，保持短时间的冥想即可，不必刻意追求过长的时间。时间的长短是可以慢慢练习的，但是精神的专注要始终保持。

及时排解消极情绪

当人进入中老年的时候，由于疾病、环境和家庭的影响，精神时常会出现某种异常。这种精神的异常往往需要经过一段过渡期，才能真正地显示出来。如果不能及时地发现这种异常，任其发展，会导致患者丧失治疗的最佳时机。

当然，想要发现中老年人的精神异常并不难。在日常生活中，只要注意留心观察，总能发现蛛丝马迹。一般来说，中老年人出现的精神异常不外乎下面几种：

1. **疑心疑虑** 在平常的说话或者做事过程中，经常显得疑心疑虑，甚至会怀疑周围的亲朋好友、邻居会对其进行迫害。经常对别人的所作所为产生怀疑，整个人精神状态与常人完全不同。

2. **行为怪异** 在日常生活中，语言、行为、习惯会出现明显的改变。特别是在说话和听觉上，会出现明显的异常。有些时候，会作出一些奇怪的动作，说一些让人莫名其妙的话。

3. 呆滞 表现出明显的反应迟钝，动作十分缓慢，言语吞吞吐吐。不喜欢出门走动，经常在家坐着、躺着，行动做事很不利索。

4. 懒惰 这种懒惰更多地呈现出病态，与常人的懒惰较为不同。在日常生活中，他们将自己封闭起来，不喜欢与人接触。

当出现以上四种症状时，并不表明他们的身体存在问题。有些时候，身体并未出现大碍，生活也很丰裕，但心中却时常郁郁寡欢。其实，这是一种亚健康的状态，处于健康与疾病之间。一般来说，这与中老年人缺少"三情"（亲情、友情和爱情）密切相关。简单地来说，他们难以适应新的生活节奏，心中呈现出更多的消极情绪。

首先是亲情。当进入中老年之后，子女大多成家立业，相互之间的接触和关怀大幅减少。有些中老年人难以适应这样的生活状态，陷入抑郁、孤独的境地，导致每日鲜有笑容。

其次是爱情。现代研究表明，爱情是构成老年人晚年生活的重要因素。当老伴过世或者离异分手的时候，有些中老年人会过起独居的生活，缺少陪伴。还有些老两口，经历了几十年的相濡以沫，反而变得无话可说，或者不注意说话的方式，引起相互间的摩擦。因此，在这种晚年生活中，缺少相应的关爱和呵护，使得心理健康难以得到保证。

最后是友情。有些时候，邻居、同事、故友之间的友情是相当珍贵的。在平时的交流中，可以相互抒发感受和情怀，能较大程度地引起共鸣。在愉快的交流气氛中，人的心理压力会得到缓解，有利于人体健康。

因此，当中老年人出现精神异常的时候，不要大惊小怪。只要留心观察，总能发现其心中存在的郁结。作为子女来说，需要更多地与父母进行沟通，缓解他们心中的消极情绪。

第七篇 中老年人要学会运动娱乐

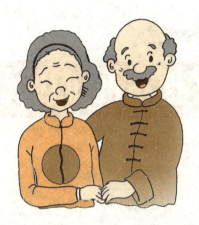

随着年龄的增加，中老年人的心肺功能逐步降低，运动器官也会慢慢衰退，如骨质疏松、肌肉萎缩、新陈代谢减缓等。同时，视觉、听觉、触觉、平衡器官功能也会减退，表现为协调性差，灵敏度低，反应慢。

选择合理的运动锻炼方式是强身健体的有效手段。鉴于中老年人的生理特点，运动项目的选择和运动强度的控制显得十分重要。除了坚持每天锻炼，科学的营养补给也是必不可少的。此外，需要提防各种运动损伤。

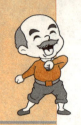

第一章
坚持每天运动，保持健康体魄

适度健身——量力而行

运动锻炼，对于中老年人的身体具有非常好的作用，它能防病祛病、延缓衰老。当然，鉴于中老年人的年龄与体质的问题，不宜进行过量或者强度较大的运动。否则，不但达不到强身健体的目的，还会伤害自身健康。因此，中老年人在锻炼的时候，需要讲究适度的原则，量力而行，以养生保健作为基本目的。为此，中老年人在锻炼的时候，需要注意以下几个方面的事宜：

1. 注意运动安全　鉴于中老年人的体质差异，在运动之前，应注意根据自身情况，作出科学的判断。当出现感冒、疲劳、睡眠不足等症状时，应当控制锻炼强度，尽量选择轻微的运动方式。如果抵抗力较差，在冬天时应注意保暖，夏季时注意防暑。患有高血压、心脑血管等疾病的患者，最好在专人的陪同下进行，以防意外情况的发生。

2. 做好身体检查　与年轻人不同，中老年人往往都患有不同的慢性病，需要引起注意。在锻炼之前，应该进行全面的身体素质检查，再选择合适的运动项目。有条件的，可以进行锻炼前与锻炼后身体指标的比较，以便进行更合理的安排。

即使是身体素质较好的中老年人，也要进行必要的检查，比如进行下蹲运动或者慢跑，观察是否出现胸闷、心悸等症状。在确保正常的身体状况的前提下，再进行合理的运动。

3. 合理选择运动项目 运动项目的选择，需依据自身体质、爱好和条件等因素。一般来说，以锻炼身体的各个环节、各部分肌肉作为基本的原则。尽量选择慢跑、太极拳、游泳等方式，运动量不宜过大。

4. 讲究循序渐进 随着年龄的增长，中老年人的器官和组织会出现明显的衰退，肌肉弹性降低，骨质疏松，易出现骨折、跌倒等情况。因此，中老年人在锻炼的时候，要循序渐进，注意轻缓，不要着急。锻炼是一个长期的过程，只有循序渐进地进行下去，才能收到较好的效果。

刚开始的时候，选择较为简单的轻微运动，逐步增加运动量。注意动静之间的结合，让身体逐步适应。以微微发热、出汗作为主要的标志，使人体感觉更加舒适。

5. 合理选择运动时间 运动时间的选择需要引起格外注意，时间选择正确的话能起到事半功倍的效果。否则，只会适得其反。如在寒冷或者炎热的条件下运动，会增加中老年人的运动危险系数。饭后也不宜立即进行运动，会影响肠胃的正常运转。

6. 注重持之以恒 为了取得较好的锻炼效果，"三天打鱼两天晒网"是万万不可的，需要持之以恒地进行下去。只要注意观察，身体素质较好的中老年人都会注意每天锻炼，日复一日地坚持下去。合理安排作息时间，养成每天锻炼的好习惯，能有效延缓人体衰老，延年益寿。

慢跑——有氧代谢运动之王

慢跑，也称为缓跑、缓步、缓步跑，是一种强度中等的有氧运动，节奏以缓慢和中等为主，跑完长距离之后，能达到锻炼和热身的目的。

从20世纪开始，美国人开始注重慢跑，将其作为锻炼身体、保持健康、减肥防胖的主要方式。实验研究表明，慢跑比打网球消耗的卡路

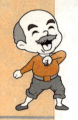
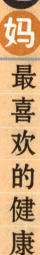

里还要多。现代医学认为,在锻炼全身及心脏等方面,慢跑是非常有效的运动方式。在保持心脏功能以及预防肺组织衰退、肌肉萎缩、高血压、冠心病等方面,慢跑的功效十分显著。专家建议,慢跑最好隔日进行,以保持正常的身体节奏。

慢跑时,尽量保持不变的节奏,两手放松,双臂弯曲,躯干伸直,头部保持稳定。同时,注意控制呼吸节奏,鼻子吸气,嘴巴呼气,避免出现岔气现象。慢跑的动作相对简单,但也要注意姿势,避免给身体带来不必要的伤害。

跑步时,腿部动作尽量保持放松,一条腿后蹬的同时,另一条腿屈膝前摆,小腿自然放松。注意脚跟先着地,直至全脚掌着地,不要选择全脚掌着地的方式跑步。跑步时,注意双臂自然摆动,保持身体平衡。

对于初学者或者较长时间没有从事体育锻炼的人来说,刚开始时尽量控制在15分钟左右,让身体有一个适应的过程。然后,慢慢提高至20分钟,逐步增加运动量。另外,慢跑还可以帮助戒烟。在运动时,脑垂体会分泌出一种叫作β-内啡肽的"快乐激素",使人精力充沛、情绪高昂,能有效地抑制烟瘾的发作。

中老年人在慢跑的时候,需要注意以下几点:

(1)刚开始的时候,慢跑10分钟,再慢慢增加时间。坚持每日锻炼,也可每周3次左右,以半个小时左右为宜。

(2)节奏要轻缓,步子不宜大,不要全脚掌着地。注意膝盖的弹性,控制好节奏。

(3)速度不宜过快,以每分钟120次左右为宜。在跑步的时候,可以与同伴进行交流,以不喘粗气、不面红耳赤为标准。

(4)控制距离,由近及远,保持全身舒畅度。可以从走开始,再慢跑,再慢走,逐步增加距离。遇到雨雪等极端天气,尽量避免外出锻炼,防止发生意外事件。

（5）跑步结束后不宜立即停下来，需要进行缓步，让身体有一个过渡时间。必要时进行一些放松活动，以调整好身体状态。

爬山登高——身体健康步步高

爬山，是一项非常健康的健身运动。在低大气压下，大运动量能够锻炼人体的多项功能，也是陶冶情操的好办法。退休之后，很多老年人将爬山作为征服衰老的重要方式，不断地挑战自己，保持年轻的生活心态。

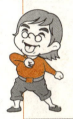

爬山时，人体的肌群及关节能得到有效的锻炼，下肢反复屈伸，对股后侧肌、腰臀肌、足部小肌群的锻炼价值很大。爬山过程中，需消耗大量的养料和氧气，使心肺功能加强，对呼吸系统和心血管系统的锻炼作用很大。在一段时间的适应之后，心肺功能明显加强，肺活量、肺部换气量的上升，使得人的耐力和体力明显增强。对于很多中老年人来说，爬山无疑是抵抗衰老、强身健体的好方法。

值得注意的是，爬山的耗氧量很大，对腰腿部位的要求很高，患有心脑血管等慢性疾病的中老年人应该慎重选择。在爬山的时候，应该注意休息和安全，防止发生意外情况。因此，爬山需要谨记以下几个方面的事宜：

1. 慎重选择 爬山确实是一件对身体健康十分有利的事情，但要根据自身情况，作出慎重的选择。在爬山之前，最好对身体进行全面的检查，如果患有心脏病等疾病，可以选择其他锻炼身体的方式。爬山时，对人的体力消耗很大，容易诱发各种心脑血管疾病，需要引起格外的重视。患有眩晕症、高血压、癫痫的中老年人，最好不要爬山。即使是身体素质较好的中老年人，也应该结伴而行，防止意外情况的发生。

2. 及时补充水分 人体内血液的黏稠度在早晨达到高峰，容易诱

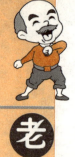

发各种心脑血管疾病。因此，在爬山前，适当地喝点水，以稀释血液，减轻爬山时的缺水状态。爬山过程中，及时补充水分，尽量选择含有电解质和糖分的饮料，可以有效缓解人体的疲劳感。

3. 注意休息 与年轻人不同，中老年人在爬山时应该注意科学休息，以最大程度地恢复体力，保持旺盛的斗志。休息时注意长短结合，长少短多，以调节自身的身体状态。短距离休息以站着为主，长距离休息时先站一会儿，再坐下来。

4. 防止意外摔倒 中老年人的腿脚不如年轻时候那么灵便，要注意放缓步伐，防止意外滑倒。爬山的时候，携带一根拐杖，尽量选择舒缓平坦的道路。

5. 量力而行，循序渐进 鉴于中老年人的体质，爬山切不可莽撞，需要量力而行，一步一步地来。为了保证自身健康，要科学选择山的高度与爬行时间，循序渐进地锻炼身体。爬山之前，进行必要的热身活动，以适应爬山节奏。当出现胸闷、心慌等症状时，立即停止爬山，就地休息，不要硬撑，以健康为要。

五禽戏——百岁老人健身法

五禽戏，又称为"五禽操""禽气功""百步汗戏"，是汉民族流传最广的健身方法之一，模仿虎、熊、鹿、鸟、猿五种动物的动作。在前人的基础上，华佗有所创造，又称为"华佗五禽戏"。五禽戏讲究动静结合、刚柔并济，与太极拳、柔道相似，具有强身健体、治病养生的功效。

五禽戏，分别是熊戏、鹿戏、虎戏、鸟戏和猿戏，模仿相应动物的动作。五禽戏共有54个动作，新编的简化五禽戏，每戏分两个动作，分别为：熊运、熊晃；鹿抵、鹿奔；虎举、虎扑；鸟伸、鸟飞；猿提、猿摘。各个动作左右对称地各做1次，能有效调理人的气息。下面，为

第七篇　中老年人要学会运动娱乐

中老年朋友介绍具体的招式动作：

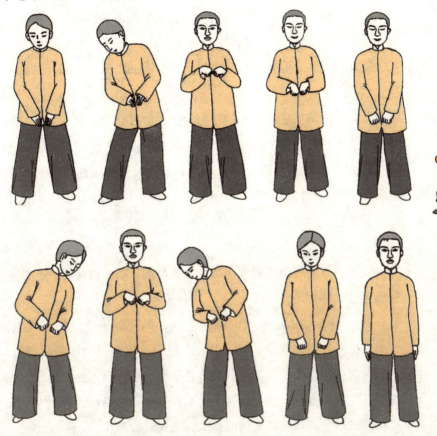

1. 熊戏　采取仰卧式，两腿屈膝拱起，两脚离床席，两手抱膝下，头颈用力向上，使肩背离开床席；略停，先以左肩侧滚落床面，当左肩一触及床席立即复头颈用力向上，肩离床席；略停后再以右肩侧滚落，复起。如此左右交替各7次。然后起身，两脚着床席成蹲式，两手分按同侧脚旁；接着如熊行走般，抬左脚和右手掌离床席；当左脚、右手掌回落后即抬起右脚和左手掌。如此左右交替，身躯亦随之左右摆动，片刻而止。

练熊戏时，要像熊那样浑厚沉稳，表现出撼运、抗靠、步行时的神态。熊外似笨重，走路软塌塌，实际上在沉稳之中又富有轻灵。

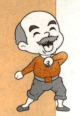

2. 鹿戏 按上四肢着地势。吸气，头颈向左转，双目向左侧后视，当左转至极后稍停；呼气，头颈回转，当转至面朝地时再吸气，并继续向右转，一如前法。如此左转3次，右转2次，最后回复如起势。然后，抬左腿向后挺伸，稍停后放下左腿，抬右腿如法挺伸。如此左腿后伸3次，右腿2次。

练鹿戏时，要仿效鹿那样心静体松，姿势舒展，要把鹿的探身、仰脖、缩颈、奔跑、回首等神态表现出来。鹿戏有助于舒展筋骨。

3. 虎戏 自然站式，俯身，两手按地，用力使身躯前耸并配合吸气，当前耸至极后稍停；然后，身躯后缩并呼气；如此3次。继而两手先左后右前挪移，同时两脚向后退移，以极力拉伸腰身；接着抬头面朝天，再低头向前平视；最后，如虎行走般以四肢前爬7步，后退7步。

练虎戏时，要表现出威猛的神态，目光炯炯，摇头摆尾，扑按搏斗等，有助于强壮体力。

4. 鸟戏 自然站式。吸气时跷起左腿，两臂侧平举，扬起眉毛，鼓足气力，如鸟展翅欲飞状；呼气时，左腿回落地面，两臂回落腿侧。接着，跷右腿如法操作。如此左右交替各7次。然后坐下，屈右腿，两手抱膝下，拉腿膝近胸；稍停后两手换抱左膝下如法操作。如此左右交替亦7次。最后，两臂如鸟展翅般伸缩各7次。

练鸟戏要表现出亮翅、轻翔、落雁、独立等动作神态。鸟戏有助于增强肺呼吸功能，调达气血，疏通经络。

5. 猿戏 择一牢固横竿（如单杠、门框、树叉等），略高于自身，站立手指可触及高度，如猿攀物般以双手抓握横竿，使两肢悬空，做引体向上7次。接着先以左脚背勾住横竿，放下两手，头身随之向下倒悬；略停后换右脚如法勾竿倒悬。如此左右交替各7次。

练猿戏时，要仿效猿猴那样敏捷好动，要表现出纵山跳涧、攀树蹬枝、摘桃献果的神态。猿戏有助于发展灵活性。

八段锦——长生不老的妙招

八段锦形成于12世纪,是一种非常优秀的中国传统保健功法。在历代流传过程中,形成了各具特色的流派,风格差异十分显著。八段锦的动作十分简单,易操作,实践性很强。八段锦的动作十分优美,古人将之比为"锦",意如锦缎般优美,其功法为八段,遂称之为"八段锦"。整套动作十分柔美流畅,动静结合,松弛有度。北宋洪迈在《夷坚志》中写道:"政和七年,李似矩为起居郎……尝以夜半时起坐,嘘吸按摩,行所谓八段锦者。"

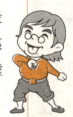

中老年人练习八段锦,可以养气壮力、柔筋健骨、调节五脏六腑。现代医学研究表明,八段锦在改善血液循环、调节神经体液机能,应对消化系统、神经系统、呼吸系统、心血管系统等方面功效显著。八段锦更加适合中老年人,其在应对神经衰弱、肩周炎、腰腿痛等老年病方面均有较好的作用。

八段锦分为文武两种,武八段为站式或马步式,称为北派,运动量较大,更加适合青壮年等体力充沛者;文八段以坐式为主,称为南派,注重气息调和,更加适合晚间或者早起时锻炼。八段锦有相关的口诀,分为站式和坐式两种:

站式口诀

双手托天理三焦; 摇头摆尾去心火;
左右开弓似射雕。 两手攀足固肾腰。
调理脾胃须单举; 攒拳怒目增力气;
五劳七伤向后瞧。 背后七颠百病消。

坐式口诀

闭目冥心坐,握固静思神。 左右敲玉枕,二十四度闻。
叩齿三十六,两手抱昆仑。 微摆撼天柱,动舌搅水津。

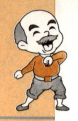

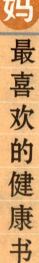

鼓漱三十六，津液满口生。　　以候口水至，再漱再吞津。
一口分三咽，以意送脐轮。　　如此三度毕，口水九次吞。
闭气搓手热，背后摩精门。　　咽下汩汩响，百脉自调匀。
尽此一口气，意想体氤氲。　　任督慢运毕，意想气氤氲。
左右辘轳转，两脚放舒伸。　　名为八段锦，子后午前行。
翻掌向上托，弯腰攀足频。　　勤行无间断，去病又强身。

下面，为中老年朋友介绍八段锦站式的具体操作步骤：

1. 双手托天理三焦　自然站立，两足平开，与肩同宽，含胸收腹，腰脊放松。正头平视，口齿轻闭，宁神调息，气沉丹田。双手自体侧缓缓举至头顶，转掌心向上，用力向上托举，足跟亦随双手的托举而起落。托举6次后，双手转掌心朝下，沿体前缓缓按至小腹，还原。

2. 左右开弓似射雕　自然站立，左脚向左侧横开一步，身体下蹲成骑马步，双手虚握于两髋之外侧，随后自胸前向上划弧提于与乳平高处。右手向右拉至与右乳平高，与乳距约两拳许，意如拉紧弓弦，开弓如满月；左手捏箭诀，向左侧伸出，顺势转头向左，视线通过左手食指凝视远方，意如弓箭在手，等机而射。稍作停顿后，随即将身体上起，顺势将两手向下划弧收回胸前，并同时收回左腿，还原成自然站立。此为左式，右式反之。左右调换练习6次。

3. 调理脾胃须单举　自然站立，左手缓缓自体侧上举至头，翻转掌心向上，并向左外方用力举托，同时右手下按附应，力达两掌根，舒胸展体，拔长左腰体；松腰沉髋，身体重心缓慢下落；左臂屈肘外旋，左掌经面前落于腹前。举按数次后，左手沿体前缓缓下落，还原至体侧。右手举按动作同左手，唯方向相反。

4. 五劳七伤向后瞧　自然站立，双脚与肩同宽，双手自然下垂，宁神调息，气沉丹田。头向左后转，两眼目视左后方，稍停顿后，缓缓转正，再缓缓转向右侧，目视右后方稍停顿，转正。如此6次。

5. **摇头摆尾去心火** 两足横开，双膝下蹲，呈马步或仆步。上体正下，稍向前探，两目平视，双手反按在膝盖上，双肘外撑。以腰为轴，头脊要正，将躯干划弧摇转至左前方，左臂弯曲，右臂绷直，肘臂外撑，臀部向右下方撑劲，目视右足尖；稍停顿后，随即向相反方向，划弧摇至右前方。反复6次。

6. **两手攀足固肾腰** 松静站立，两足平开，与肩同宽。两臂平举，自体侧缓缓抬起至头顶上方转掌心朝上，向上作托举劲。稍停顿，两腿绷直，以腰为轴，身体前俯，双手顺势攀足，稍作停顿，将身体缓缓直起，双手顺势起于头顶之上，两臂伸直，掌心向前，再自身体两侧缓缓下落于体侧。

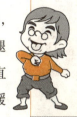

7. **攒拳怒目增力气** 两足横开，两膝下蹲，呈马步。双手握拳，拳眼向下。顺势头稍向左转，两眼通过左拳凝视远方，右拳同时后拉。与左拳出击形成一种"争力"。随后，收回左拳，击出右拳，要领同前。反复6次。

8. **背后七颠百病消** 两足并拢，两腿直立、身体放松，两手臂自然下垂，手指并拢，掌指向前。随后双手平掌下按，顺势将两脚跟向上提起，稍作停顿，将两脚跟下落着地。反复练习6次。

太极拳——中华武术的精髓

为了便于推广，人们在杨式太极拳的基础上整理编创了简化太极拳（二十四式），其动作由简到繁、从易到难，循序渐进，便于普及和掌握。

1. **起势** 自然直立，两臂自然下垂，两眼平视前方，精神集中，呼吸调匀；左脚向左迈出一步，呈开立步，与肩同宽；两臂慢慢向前抬起与肩平，掌心向下；两腿微屈下蹲，两掌轻轻下按。

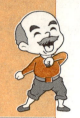

2. 左右野马分鬃 上体微向右转，身体重心移至右腿上，同时右臂收在胸前平屈，手心向下，左手经体前向右下划弧放在右手下，手心向上，两手心相对呈抱球状，左脚随即收到右脚内侧，脚尖点地；眼看右手；上体微向左转，左脚向左前方迈出，右脚跟后蹬，右腿自然伸直，呈左弓步；同时上体继续向左转，左右手随转体慢慢分别向左上右下分开，左手高与眼平，肘微屈，右手落在右胯旁，肘也微屈，手心向下，指尖向前，眼看左手。上体慢慢后坐，身体重心移至右腿，左脚尖翘起，微向外撇，同时上体微向左转，眼看左手；上体继续左转，重心再移至左腿，两手划弧，右手向左上划弧，放在左手下，两手相对呈抱球状，右脚随即收到左脚内侧，脚尖点地，眼看左手；继续做向右转身动作，动作与上相同，只是方向相反。

3. 白鹤亮翅 身体微向左转，左手翻掌向下，右手向左下划弧至左手下，两手掌相对呈抱球状；右脚前进半步，身体后坐，重心移至右腿，左脚变虚步，脚尖点地；同时身体微向右转，两手向右上和左下分开，右手上提至头部右前方，掌心向面部，左手下落至左胯旁，掌心向下，两眼平视前方。

4. 左右搂膝拗步 ①右手从体前下落，由下向后上方划弧至右肩部外侧，臂微屈，与耳同高，手心向上；左手上起由左向上，向右下方划弧至左胸前，手心向下；同时上身微向左再向右转。眼看右手。

②上身左转，左脚向前迈出成左弓步，同时右手屈回由耳侧向前推出，高与鼻尖平；左手向下由左膝前搂过落于左胯旁；眼看右手指。

③上身慢慢后坐，重心移至右腿上，左脚尖翘起微向外撇；随即左腿慢慢前弓，身体左转，重心移至左腿上，右脚向左腿靠拢，脚尖点地；同时，左手向外翻掌由左后向上平举，手心向上，右手随转体向上向左下划弧落于左肩前，手心向下，眼看左手。

④与②同，但左右相反。

⑤与③同，但左右相反。

5. 手挥琵琶　身体重心移至左腿，右脚向前跟进半步；上体后坐，重心移至右腿，上体稍向右转，左掌由下向左、向上划弧，掌心斜向前下方，高与鼻平；右手收回放在左臂肘部里侧，掌心斜向前下方。左脚略提起稍向前移，变成左虚步，脚跟着地，脚尖翘起，眼看左手。

6. 左右倒卷肱　①右手翻掌（手心向上）经腹前由下向后上方划弧平举，臂微屈；左手随之翻掌向上，左脚尖落地，眼随着向右转体，先看右方。再转看左手。

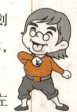

②右臂屈肘回收，右手由耳侧向前推出，手心向前；左手回收经左肋外侧向后上划弧平举，手心向上，右手随之再翻掌向上；同时左腿轻轻提起向左后侧方退一步，脚尖先着地，然后慢慢踏实，重心移至左腿上，呈右虚步；眼随转体左看，再转看右手。

③同②，但左右相反。

④同②。

⑤同②，但左右相反。

7. 左揽雀尾　①身体右转，左手经腹前向右下划弧、掌心向上；右手翻掌向下，右臂微屈，两手掌心相对呈抱球状。同时右脚尖微向外撇，左脚收至右脚内侧，脚尖点地。眼神顾及右手。

②身体左转，左脚向左前方迈出，右脚跟后蹬呈左弓步。同时左肘微屈，以左前臂外侧和手背向左侧弧形（手捧）出，左掌高与肩平，掌心向后；右手下落至右胯旁，掌心向下。眼神顾及左手。

③身体微向左转，左手随之前伸，掌心向下；右手翻掌向上，经腹前向左上前伸至左腕下方，然后两手下捋，身体以腰为轴微向右转，重心移至右腿，两手下捋经腹前向右后方划弧，直至右手掌心向上与肩平，左手掌心向后，左臂平屈于胸前。眼神顾及右手。

④身体微向左回转，右臂屈时收回，右手置于左手腕里侧，双手同

时向前挤出，左掌心向后，右掌心向前。重心移至左腿，右脚跟后蹬呈左弓步。眼神顾及双手。

⑤左手翻掌向下，右手向右前伸与左手平，掌心向下，两手向左右分开与肩同宽。身体后坐，重心移至右腿，左脚尖跷起。两臂屈时回收至胸前，两手掌心向前下方，然后两手向前上方按出，手腕高与肩平。同时左腿前弓呈左弓步。两眼平视前方。

8. 右揽雀尾 身体后坐并向右转，重心移至右腿，左脚尖里扣；右手先向右然后向左下划弧至左腹前，掌心向上；左臂平屈于胸前，掌心向下，两手相对呈抱球状。同时重心再移至左腿，右脚收至左脚内侧，脚尖点地。眼神顾及左手。其下动作与左揽雀尾相同，唯左右相反。

9. 单鞭 ①上体后坐，重心移至左腿，右脚尖里扣；同时身体左转，两手在体前向左划弧，左臂至身体左侧平举，手心向左，右手至左胁前，手心向后上方，眼看左手。

②身体重心移至右腿，上体右转，左脚向右脚靠拢。脚尖点地；右手随转体向右上方划弧。至右侧时变勾手，臂与肩平；左手自下向右上划弧，至右肩前。视线随右手移动。

③上体微左转，左脚向左前方迈出，脚跟着地；同时左手随上体左转而经面前向左划弧，右脚跟后蹬稍外展，重心逐渐移向左腿，左腿屈膝前弓，右腿自然伸直，呈左弓步；左掌慢慢向前推出，手心向前，右臂成幻手在身体右后方，与肩同高。视线随左手移动，眼看左手。

10. 云手 ①身体重心移至右腿上，身体渐向右转，左脚尖里扣；左手经腹前向右上划弧至右肩前，手心斜向里，同时右手变掌，手心向右前，眼看左手。

②上体慢慢左转，身体重心随之逐渐左移；左手由脸前向左侧运转，手心渐渐转向左方；右手由右下经腹前向左上划弧至左肩前，手心

斜向后；同时右脚靠近左脚，呈小开步（两脚距离10～20厘米）；眼看右手。

③上体再向右转，同时左手经腹前向右上划弧至右肩前，手心斜向后；右手向右侧运转，手心翻转向右，随之左腿向左横跨一步；眼看左手。

云手左右各3次，如下：

④与②同。

⑤与③同。

⑥与②同。

11. 单鞭 上体右转，右手由面部前方向右划弧，至身体右侧，翻掌变幻；左手经腹前向右上划弧至右肩前，手心向内；重心移至右腿，左脚尖点地，眼看左手。上体微左转，左脚向左前方迈出；右脚跟后蹬，呈左弓步，身体重心移向左腿，左手慢慢翻掌，向前推出。

12. 高探马 右脚前进半步，重心移至右腿，左脚掌着地呈虚步。同时右勾手变掌，两手掌心翻转向上，两肘微屈，两眼平视前方。身体微向左转，右手经右耳侧向前推出，掌心向前与眼同高；同时左手收至左侧腰际，掌心向上，左臂微屈，眼神顾及右手。

13. 右蹬脚 左手掌心向上，前伸至右手腕之上。两手交叉，手背相对，随即向两侧分开，向下划弧；同时左脚向左前方迈出一步，身体重心渐渐移至左脚，右脚跟进至左脚内侧；两手继续划弧，交叉合抱于胸前，手心向后；两臂左右分开划弧，平举，手心向外，同时右腿屈膝提起，向右前方慢慢蹬出，眼看右手。

14. 双峰贯耳 右腿收回。膝盖提起，左手由后向上向前下落，右手心也翻转向上，两手同时向下划弧分落于右膝盖两侧，手心均向上；右脚向右前方落下变成右弓步，同时两手下垂，慢慢变拳，分别从两侧向上向前划弧至脸前呈钳形状，拳眼都斜向后方，眼看右拳。

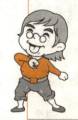

15. 转身左踏脚 ①左腿屈膝后坐，身体重心移至左腿，上体左转，右脚尖里扣；同时两拳变掌，由上向左右划弧分开平举，手心向前，眼看左手。

②身体重心再移至右腿，左脚收到右脚内侧，脚尖点地；同时两手由外圈向里圈划弧合抱于胸前，左手在外，手心均向后；眼平看左方。

③两臂左右划弧分开平举，肘部微屈，手心均向外；同时左腿屈膝提起，左脚向左前方慢慢蹬出；眼看左手。

16. 左下势独立 ①左腿收回平屈，右掌变勾手，左掌向右划弧至右肩前；眼神顾及右手。

②右腿屈膝下蹲，左腿向左后方伸出呈左仆步，左手下落，眼神顾及右手。

③身体左转，以左脚跟为轴，脚尖外撇，随即右脚尖里扣，右腿后绷，左腿前弓；左手从左腿内侧划弧上抬成立掌，掌心向右，同时右手旋时将勾手置于身后，眼神顾及左手。

④右腿提前平屈，脚尖自然下垂；右勾手下落变掌，由后下方向前摆出，屈臂立于右腿上方，肘膝相对，掌心向左；左手落于左胯旁，掌心向下，眼神顾及右手。

17. 右下势独立 ①右脚落于左脚前，左脚以脚掌为轴向左转，身体亦随之转动，右手随身体转动向左侧划弧，至左肩前，手心斜向后方；同时左手后平举变勾手，眼看左手。

②以下动作与"左下势独立"的②、③、④相同，但左右方向相反。

18. 左右穿梭 ①身体微向左转，左脚向前落地，脚尖外撇，右脚跟离地，两腿屈膝呈半盘式；同时两手在左胸前呈抱球状（左上、右下），然后右脚收到左脚的内侧，脚尖点地；眼看左前臂。

②身体右转，右脚向右前方迈出，屈膝弓腿，呈右弓步；同时右手

由脸前向上举并翻掌停在右额前,手心斜向上;左手先向左下再经体前向前推出,高与鼻尖平,手心向前;眼看左手。

③身体重心后移,右脚尖略向外撇,随即身体重心再移至右腿,左脚跟进停于右脚内侧,脚尖点地,同时两手在右胸前呈抱球状(右上、左下),眼看右前臂。

④同②,只是左右相反。

19. 海底针 右脚向前跟进半步,身体重心移至右腿,左脚稍向前移,脚尖点地,呈左虚步;同时身体稍向右转,右手下落经体前向后,向上健时至肩上耳旁,再随身体左转,由右耳旁斜向前下方插出,掌心向左,指尖斜向下;与此同时,左手向前、向下划弧落于左胯旁,手心向下,指尖向前;眼看前下方。

20. 闪通臂 上身稍向右转,左脚向前迈出呈左弓步;同时右手由体前上提,掌心向上翻转,右臂平屈于头上方,拇指朝下;左手上起向前平推,高与鼻尖平,手心向前;眼看左手。

21. 转身搬拦捶 ①身体后坐,重心移至右腿,左脚尖里扣,身体向右后转,重心再移至左腿;同时右手随转体变拳,自右向下经腹前划弧至左肋旁,拳心向下;左手弧形上举至左额前,掌心向外;两眼平视前方。

②身体右转,右脚收回后再向前迈出,右脚尖外撇,右拳经胸前向前方翻转撇出,拳心向上;左手落于左胯旁,掌心向下;眼神顾及右手。

③身体重心移至右腿上,左脚向前迈一步;左手上提经左侧向前平行划弧拦出,掌心向前下方。同时右拳收到右胯旁,拳心向上,眼看左手。

④左腿前弓,右拳向前方打出,拳眼向上,左手附于右前臂里侧,眼神顾及右手。

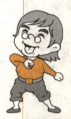

22. 如封似闭 ①右手边翻掌边由左腕下向前伸出，右拳同时变掌，待左手行至右手背处时，两手分开，与肩同宽，手心向上，平举于体前。

②上体后坐，重心移至右腿，左脚尖翘起，同时两臂屈肘、两掌翻转向下，收至两肋前；右腿自然伸直，左腿屈膝呈弓步；同时两手向前上方推出，手心向前，与肩同宽，眼看前方。

23. 十字手 重心移至右腿，左脚尖里扣，向右转体。右手划弧至右侧，与左手成两臂侧平举，两臂微屈，同时右脚尖略外撇，呈右弓步；眼神顾及右手，随即重心移至左腿，右脚尖里扣，然后右脚向左收回，两脚平行站立与肩同宽；两手向下经腹前向上划弧交叉于胸前，右手在外，两手掌心向后；两眼平视前方。

24. 收势 两手向外翻掌，手心向下。两臂慢慢下落，停于身体两侧，眼看前方。

第二章
科学营养补给，为运动注入动力

不同运动阶段的营养需求

1. 运动前 运动之前，中老年人可以吃少量的食物，时间选择在运动前半小时为宜。避免空腹或者饱腹运动，以免造成对自身健康的损害。避免食用油炸等难以消化的食品，尽量选择牛奶、饮料、水果。

2. 运动中 肌肉运动会引起身体流汗，及时补充水分是第一位的。应根据运动量的大小和运动时间的长短，合理补充必要的水分。运动量过大或者运动时间超过 1 小时，应当注意补充糖分，以防出现低血糖。切忌饮用冰水，防止引起消化系统的问题。

3. 运动后 运动后，需要进行合理饮食，以满足自身营养需求。只有当摄入与支出处于平衡时，才对自身健康有益。

运动结束后，适宜补充蔬菜、水果、牛奶等。其实，营养的补充主要在平时的膳食。均衡营养搭配，除了必要的蔬菜、水果、奶制品等，肉类以及鱼类食物也是必需的。

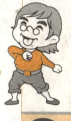

矿物质的运动营养补充

矿物质，是人体内无机物的总称，是地壳中自然存在的天然元素或化合物。与维生素一样，矿物质也是人体必需的元素。由于矿物质是人体无法生成和合成的，因而需要外在食物的补充。在人体组织的生理作

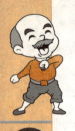

用中，矿物质发挥着重要的作用，是构成机体组织的重要原料。当然，不同的运动对于矿物质的要求也是不一样的。

对于热爱运动的人来说，钙是非常重要的。钙是保持肌肉收缩、心脏健康及骨骼、牙齿、皮肤健康的营养素，能有效减轻骨骼、肌肉疼痛。当钙摄入不足的时候，会导致肌肉颤抖和痉挛、高血压、关节炎等。在运动过程中，大量的出汗会导致钙的流失，补充不及时的话，会造成抽筋现象。因此，每天需要补充1000毫克的钙，以肉类、牛奶为主。杏仁、小麦、南瓜子、玉米油都是钙的有效来源。

钾的存在，对运动后的身体恢复大有裨益，协助合成糖与蛋白质。钾能够促进营养素进入细胞，并带走代谢物，促进肌肉和神经健康，维持体液平衡。同时，钾能够放松肌肉、调节血糖、刺激胰岛素的分泌、维护心脏功能。当钾摄入不足的时候，会造成心跳过快、肌肉无力以及呕吐、恶心、腹胀、腹泻等症状。与钙一样，长期运动的人需要及时加以补充。日常的水果蔬菜中富含大量的钾离子，是较好的选择，如芹菜、蜂蜜、萝卜、黄瓜等。

在血红蛋白中，铁是重要的组成部分，与个人运动耐力密切相关。长期从事体育活动，特别是年轻女性，易形成运动性贫血。在蔬菜及动物肉中，存在大量的铁，可以及时加以补充。如杏仁、葡萄干、猪肉、芝麻等，都是补充铁元素的优质食物。

镁能够有效增强牙齿和骨骼强度，促进肌肉放松和康复。在保护神经和心脏系统方面，镁的作用十分显著，也是产生能量的必需物质。镁具有康复心脏、舒缓神经的作用，能有效促进钙的吸收利用。因此，同时补充钙与镁，具有事半功倍的效果。

运动后出汗过多，应及时补充氯和钠。经常会看到，在剧烈运动后，人们会喝一点淡盐水，就是在补充氯和钠。钠能够有效保持体内水分的平衡，预防脱水，对肌肉收缩和神经活动具有很好的作用。

中老年高血压患者的运动及营养补充

近些年来,业内学者对于运动能否降低高血压患者的血压的观点莫衷一是。不过,运动作为高血压的辅助治疗手段已经受到普遍的认可。研究表明,适度的运动确实能够降低轻、中度高血压患者的血压。不过,运动对于血压降低的具体情况还处在未知阶段。所以,运动只是一种辅助治疗高血压的手段。

轻、中度患者可以适当地采用运动治疗的方法,而重度患者应禁止使用。目前,运动对于血压的实际效果并不十分明朗,在运动时仍有造成血压升高的危险,建议重度高血压患者不要盲目进行运动治疗方式。

不过,步行、体操、游泳、健身操等有氧运动,是治疗高血压的主要运动方式。研究表明,气功、太极拳、放松练习也是治疗高血压的有效手段。高血压患者应该谨慎对待不同的运动项目,防止造成对自身健康的损害。

作为高血压患者,应该遵守以下运动营养补充原则:

1. 多吃水果和蔬菜 通过水果、蔬菜的摄入,以及减少脂肪的摄入,能使舒张压和收缩压下降。素食主义者的血压偏低,与水果、蔬菜、低脂肪食物的降压作用有关。膳食纤维对于高血压有一定的帮助,能减少肠道脂肪的吸收,有利于调节血压,控制体重。

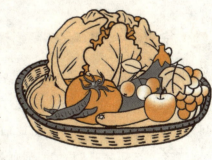

2. 少食钠盐 钠盐食用过多的话,能明显造成血压的上升及并发症的发生,其根源是:

(1) 钠盐过多会使体内的水分增多,增加心脏负担和心血管壁的压力,易损伤血管内膜。

（2）钠盐过多会增加血管内部细胞的穿透力，使血管壁肿胀，血管腔变小，血压便会随之升高。

（3）钠盐过多会影响血压的运行规律，易造成中风等症状。

3. 及时补充钾和钙　最新营养学研究结果表明，膳食中钙不足会使血压升高。当钙结合在细胞膜上的时候，能明显降低细胞膜的通透性，使血管变得更为松弛。同时，钾离子对于细胞膜的稳定性具有重要作用。在日本人的饮食结构中，钠盐含量很高，但高血压的发病率并不高。大量的研究发现，日本人在进食钠盐的同时，大量进食钾，保证了血压的稳定。高钙的摄入也能抵挡高钠带来的不良影响。

4. 补充蛋白质，少食膳食脂肪　研究表明，在不减少膳食中钠含量的情况下，只要控制膳食脂肪的总量，就能使舒张压和收缩压明显下降。另外，注重饮食结构的调整，减少猪肉等高脂肪食物，增加禽类、鱼类等蛋白质含量较高的食物。在日常饮食中，蛋白质是必不可少的，能有效调节血压。

中老年心脑血管病患者的运动及营养补充

随着现代人生活节奏的加快，特别是长期坐在办公室中，导致人均运动量逐步下降。医学研究表明，在心脑血管病的危险因素中，运动的缺乏是重要的原因之一，接近1/3的缺血性心脏病与缺乏运动密切相关。那么，运动对于人体的心脑血管系统究竟存在怎样的益处呢？主要表现在以下三个方面：第一，具有直接的保护作用。长期运动，能有效维护血管内皮功能，起到抗氧化的作用。第二，具有间接的保护作用。适量的运动，能有效增加心脑的血流量，改善人体微循环，起到降脂、降压、降糖的作用。第三，长期运动能明显提高人体对缺氧的耐受能力。资深心脏科专家表示，与其定期输入营养液，不如坚持每天适量运动。如太极拳、慢走、保健体操、慢跑等方式，只要每天坚持锻炼，都能有效提高心肺功能。

但是，在运动的同时，也要注意营养的科学补充。如冠心病患者，需要注意以下营养的科学补充：

1. 无机盐、微量元素以及维生素

（1）无机盐和微量元素：如镁、钾、钙等无机盐，需要及时加以补充。镁不但能够稳定血压，还能维护、调解脑细胞中钙的平衡，预防脑中风，保护大脑。钾同样能够稳定血压，还能维持细胞内的渗透压和心肌扩张与收缩。在补钙的同时，补充钾和镁，能有效降低血压。

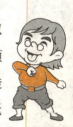

（2）维生素：维生素 B_1、维生素 B_6、维生素 C 以及维生素 E，对预防冠心病、动脉硬化以及降低胆固醇具有良好的作用。医学研究表明，血浆中维生素 A、维生素 C、β-胡萝卜素和维生素 E 含量较低时，患冠心病的风险上升。其中，维生素 E 摄入量的下降与冠心病死亡率的上升密切相关。主要的原因在于：维生素 C 和维生素 E 是具有抗氧化作用的维生素。维生素 C 能有效保护血管内皮细胞的完整性，防止脑出血、脑血栓的发生。维生素 E 能有效预防有害物质对脑血管的破坏，维持血管弹性，预防中风。

2. 卵磷脂

卵磷脂具有分解、乳化油脂的作用，易于胆固醇在血液中的运输，促使血管壁上的胆固醇进入血浆而被排出体外。对糖尿病、高脂血症等疾病，卵磷脂具有良好的改善作用，可以辅助治疗脑出血、心肌梗死、冠心病等疾病。

3. 膳食纤维

水溶性膳食纤维能与肠内胆酸有效结合，减少胆固醇的吸收，进而降低胆固醇水平。膳食纤维中不含热卡，不易被消化吸收，具有饱腹感，成为糖尿病患者降低血糖与血脂的重要辅助手段。

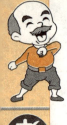

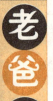

中老年肥胖症患者的运动及营养补充

对于中老年肥胖症患者来说，其主要的减肥运动方式包括力量训练和有氧耐力运动两种。

运动能有效消耗体内过多的热能，促进脂肪分解。运动能增强中老年人的心肺功能，降低血脂，从而降低患上心脑血管疾病的概率。比如坚持打太极拳的人，其吸氧量比其他不打太极拳的中老年人要多，肺活量更大。长期体育锻炼，能使脑血流量增加，促进细胞代谢，增强肠胃蠕动以及血液循环，有效预防中老年人智力衰退，保持身心健康。将体育锻炼作为一种生活习惯，能有效减轻体重，预防和消除很多肥胖并发症。

不过，将运动作为治疗减肥的主要手段，需要持之以恒地进行下去。一般来说，中老年人的运动量不宜太大，因而减肥效果不会太明显。但是，运动能有效促进肌肉蛋白质的合成，当肌肉发达之时，体重下降缓慢。当长期坚持以后，体重会开始下降。

当然，体育运动项目以及强度的选择因人而异。充分考虑自身身体素质、爱好以及生活条件，作出最适合自己的选择。如慢跑、球类运动、游泳等，都是强度较大的项目，而太极拳、步行、健身操等，强度较小。

对于年龄超过65岁的老年人，在选择运动项目的时候，应尽量避免过于激烈和危险的运动，以保证自身安全。下肢关节不好的中老年人，应尽量避免选择需要负重或者关节扭转的运动，如跳舞、跑步等，可选择游泳、骑自行车等无须负重的运动。在日常生活中，中老年人可以通过多做家务、时常购物等方式，保证必要的锻炼。

与年轻人不同，中老年人的减肥运动应该依靠时间的累积，而不要追求运动的强度。进行锻炼时，运动强度慢慢提升，以不感胸闷、乏力、心悸为度。运动后，注意观察自身感觉，根据自身反应作出适当的调整，以控制好锻炼的节奏。

除了运动，饮食营养的控制也显得十分重要。中老年人会控制饮食，容易造成膳食营养不足、饥饿感，会加速脂肪燃烧，起到减肥的效果。此时，应该选用必要的保养品，来维持体内营养的均衡。

（1）减轻饥饿感带来的心理压力。芋体棒，以魔芋作为原料，能强化矿物质、蛋白质、维生素的吸收，具有较好的减重效果。

（2）弥补膳食营养素的不足。随着身体机能的逐步下降，再加上控制饮食，导致维生素和无机盐摄入不足，中老年人易出现膳食营养素摄入不足。维生素A、维生素B_1、维生素B_2、维生素C、维生素D，对中老年人的身体健康大有裨益。目前，市场上销售的复合维生素和无机盐制剂，都是较为理想的营养补充来源。

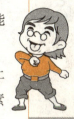

中老年高脂血症患者的运动及营养补充

高脂血症，是日常生活中的各种原因导致的血浆中低密度脂蛋白、甘油三酯、胆固醇水平上升，而高密度脂蛋白水平下降，从而导致脂代谢异常的一种疾病。不良的生活习惯、精神因素以及长期服用某种药物，都会导致高脂血症。

随着生活条件的改善，高脂血症的患者逐步增多。进食过多含脂量高的食物，能使血脂持续增高，过多的糖类也会使血脂升高。控制饮食和运动，成为治疗高脂血症的重要手段。

合理饮食，是治疗高脂血症的基础。只有在饮食治疗无效的情况下，或者病人难以接受，以半年至一年为期，方可进行药物治疗。从人体健康的角度来说，饮食治疗是最有效且最合乎人体规律的措施。不管哪一种降脂药物，都会存在或多或少的副作用。在饮食方面，需要遵守七大原则，才能有效防治高脂血症。

（1）口味要清淡，少吃食盐。过多食盐，会增加高脂血症的发生概率，每日控制在6克以下。

（2）多饮水。高脂血症患者血液黏稠度较高，致使血流速度减缓，易造成血小板沉积，形成血栓。适当地饮水，有利于稀释血液，降低血液黏稠度，维持血液循环畅通。

（3）多吃蔬菜，控制主食和水果。在选择蔬菜时，以叶菜为主，比如绿叶的菠菜、油菜、白菜，深色的胡萝卜、茄子、紫甘蓝。芋头、土豆、藕等根茎类蔬菜，应少吃为好。

在蔬菜和水果中，含有大量的水分，同时富含粗纤维和维生素C。粗纤维能促进肠胃蠕动，阻止肠道对胆固醇的吸收，维生素C有降血脂的功能。注意控制水果的摄入，每日不宜超过200克，以低糖或中糖水果为主。

（4）选择合适的烹调方式。在日常生活中，尽量选择凉拌、清炒、蒸、炖等烹调方式，控制植物油的摄入。在烹调动物性食物时，尽量选择蒸或烤（非明火烤），拒绝油煎、油炸，使食物中的油脂分解出来。

（5）注意戒酒。酒能够抑制脂蛋白酶，促进甘油三酯和内源性胆固醇的合成，导致血脂升高。

（6）少吃动物脂肪、动物内脏及甜食。注意调整饮食结构，少吃肥肉、动物内脏。晚上尽量选择不油腻的食物。少吃甜食，避免甘油三酯的升高，使血液黏稠度增加，加速高血脂的发生。

（7）增加豆类、奶类及其制品。在奶类食品中，不但富含维生素和蛋白质，还是钙的优质来源。当然，高脂血症患者可以选择脱脂或者低脂奶类。作为中国传统食品，如豆浆、绿豆、豆腐等，含有大量的蛋白质、烟酸、不饱和脂肪酸等。

此外，运动也是治疗高脂血症的重要方式。中等强度的有氧运动，对机体的脂代谢具有良好的作用。主要表现在以下几个方面：

（1）中等强度的有氧运动，能有效促进能量的消耗，加速脂肪燃烧，减少体内过剩的脂肪。

（2）中等强度的有氧运动，能有效降低低密度脂蛋白、甘油三酯、胆固醇水平，并提升高密度脂蛋白水平。

（3）中等强度的有氧运动，能使载脂蛋白A/载脂蛋白B比值上升，提高脂蛋白脂酶活性，促进甘油三酯和低密度脂蛋白的分解与转运。

对于高脂血症患者来说，长时间周期性、中等强度大肌肉群参与的运动较为适宜，如慢跑、游泳、太极拳、骑自行车等，能使全身得到有效的运动。当然，患者应该依据自身爱好与体力进行选择，保持科学、规律的运动原则。

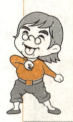

中老年糖尿病患者的运动及营养补充

最新的调查结果显示，中国糖尿病患者高达1.13亿人。由此可见，控糖已经成为刻不容缓的事情。在控糖措施中，饮食与运动的方式均显示出较好的功效。

糖尿病本身并不可怕，可怕的是随之而来的各种并发症，对健康产生了极大的威胁。人们常说，糖尿病是一种"富贵病"，是由于体内能量长期处于过剩状态而引起的。现代医学认为，在内外因素的共同作用下，糖尿病更多地趋向于一种全身性、代谢性、慢性疾病。糖尿病的主要特点为：人体内蛋白质、脂肪、葡萄糖三大营养素的代谢紊乱，最突出的表现是血液中葡萄糖的含量过高以及尿中有糖。

近些年来，随着生活条件的改善，糖尿病、肥胖症、高脂血症等疾病开始呈现出暴发的趋势，与人们的生活方式存在着较大的关联。在日

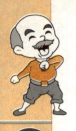

常生活中，吃得多、动得少、偏胖、血脂高，成为导致糖尿病的主要原因。当患上糖尿病后，人体代谢出现紊乱，各种慢性、急性并发症频发，危害人体健康，缩短人的寿命。

在糖尿病的饮食防治原则中，需要遵守以下几个方面的原则：

1. 合理控制总能量的摄入 糖尿病患者应限制饮食摄入的总能量，而体重是最直接的指标。对于糖尿病患者来说，控制体重是非常关键的，是与呼吸、脉搏、体温同等重要的生命体征。公式为：理想体重（又称标准体重）（kg）= 身高（cm）− 105。每周进行体重的测量，及时掌握身体变化，并作出及时调整，科学调整能量供应。

2. 注重饮食结构的平衡 在每天的饮食中，以四大类食物为主：水果、蔬菜，为人体提供必需的膳食纤维、维生素和无机盐；油脂类，提供必要的饮食口感和热能；谷薯类，即薯类与谷类，以提供膳食纤维和热能为主，维持人体正常的生理活动；豆、鱼、肉、蛋类，也是维生素、蛋白质、无机盐的重要来源。饮食结构注重合理搭配，科学补充营养。

3. 注重食物多元化，以谷类为主 为了人体健康，每天必须要吃主食，才能保证人体营养的正常供应。有些糖尿病患者矫枉过正，过分限制粮食，导致人体营养失衡。于是，在饥饿的压迫下，大量进食肉类以及其他食物，导致血糖失控，诱发各种并发症。

4. 限制脂肪的摄入量 糖尿病患者应避免进食富含胆固醇的食物，如动物肝脏、蛋黄、鱼子等。

5. 适当增加蛋白质的摄入 糖尿病患者的蛋白质消耗增加，容易出现负氮平衡，可以适当增加优质蛋白质的摄入。每周可以吃2次鱼、低脂肪的肉类（羊肉、瘦牛肉、瘦猪肉）和去皮鸡肉，注重控制摄入量。每天1杯牛奶、1个鸡蛋，以及其他豆制品。

6. 建议禁酒 如果出现肾病、胰腺炎、高脂血症等疾病时，应绝对禁酒。

7. 选择高膳食纤维食物 研究表明，膳食纤维能较好地缓解肠胃对食物的消化吸收，降低血糖。可溶性膳食纤维有利于血糖的控制，还能降血脂。同时，不溶性膳食纤维能起到减肥和缓解餐后血糖升高的作用。

8. 养成少食多餐的生活习惯 在控制摄入总量不变的前提下，做到少食多餐；做到定时定量饮食。

此外，运动疗法也是控制血糖水平的有效手段。运动能够促进糖的氧化，增加胰岛素的敏感性，加速脂肪组织的分解，使血糖水平降低。

美国一项研究发现，有氧运动与力量练习的紧密结合，能起到较好的效果。其中，快走加杠铃，对2型糖尿病患者作用更大。有氧运动建议天天做，而力量练习可以每周做2～3次。保持中等强度很重要，以微微出汗、呼吸加快但不急促、无疲劳感为度。下面，为中老年朋友推荐3种保护血管的运动疗法：

1. 眼部运动法 闭起眼睛，屏气养神3～5分钟。将双手摩擦至生热后，轻按住双眼。双手手掌分别按照顺时针、逆时针方向旋转揉按眼部5圈，反复3～4次。轻微的按摩，能有效改善眼部血液循环，保护眼部血管，防治白内障。值得注意的是，眼底有出血症状的糖尿病患者禁忌使用这种方法。

2. 耳部运动法 双手轻轻握住双耳郭，由前向后揉搓双耳，再由后向前揉搓双耳，以耳部有烘热感、耳郭皮肤略微发红为度。然后用拇指和食指轻微、有节奏地捏压耳垂正中1分钟。建议每日早晚各操作1次。这种方法能够改善末梢血管的微循环状态，提高机体对气候变化的适应能力。

3. 足部运动法 平躺在床边，将双腿上抬并保持此姿势30～120秒，再放下双腿。将双足垂到床沿下并上、下、左、右地活动脚踝3分钟。然后，用数条厚毛巾裹住装满热水的热水袋，热敷双脚5分钟，建议每天反复操作5~10次。年老体弱的糖尿病患者，需要在专人协助下进行，热敷时双脚的温度不宜超过40℃。这种运动方法能够促进下肢血液循环、改善足部感觉障碍。此外，糖尿病患者可以每晚用温水（40℃左右）泡脚15分钟。病程超过5年的糖尿病患者若出现下肢足部疼痛、发冷、发麻及发凉等症状，应及时去医院检查，看是否出现了下肢血管狭窄或下肢血管闭塞的情况。

第三章 中老年人的运动注意点

科学健身，预防运动损伤

"运动有什么复杂的，咱又不是专业运动员，看一下就会了。"抱着这样的心态，非常容易进入运动的误区。对于大多数中老年人来说，运动的目的在于保持身体健康，延缓衰老。可是，健身方法掌握不当的话，很容易造成一些运动损伤，反而给自身带来一些麻烦。对运动健身的科学认识，有助于中老年人享受到运动带来的益处，过一个祥和的晚年。运动分为3个阶段：运动前、运动中、运动后，每个阶段都有一些注意点，需要引起注意。下面，简单介绍几个方面的注意点，为中老年人的运动健身保驾护航。

1. 重视热身活动 当热身活动不充足时，整个人的身体并没有完全舒展开来。突然进行健身活动时，容易造成肌肉拉伤以及其他伤害。尤其是一些患病的中老年人，心率的猛增，具有极大的风险。为了保证自身安全以及运动的效果，进行10分钟左右的热身活动，将身体状态调整到最佳，可以有效预防运动过程中的意外事件。

2. 禁忌空腹运动 早晨起床后空腹运动，人体缺少必要的能量供应，容易出现意外情况。喝1杯牛奶，吃1根香蕉，或者其他小吃，能有效缓解人体的饥饿感，提供必需的能量。空腹运动如同没有油的飞机，难以进入正常的工作状态。

3. 禁止边运动边看书、报 在日常生活中，有些中老年人习惯一

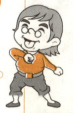

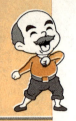

边踩着脚踏车,一边看报纸,将此看作一种非常好的放松方式。其实,这样是不好的。如果你集中精神看书、报,你就没法同时关注你正在进行的运动。有专家说,运动的时候阅读是最糟糕的事情。所以,中老年人最好集中精力运动,使运动达到最好的健身效果。

4. 避免剧烈运动中的突然停止 剧烈运动时,心跳加快,毛细血管、肌肉扩张,血液流速加快,使肌肉频繁地挤压小静脉,血液很快回到心脏。当突然停止剧烈运动之后,人会出现头晕眼花、心慌气短、面色苍白等症状,甚至有可能引起休克昏倒。此时,应该进行必要的缓和运动,让身体节奏慢慢地降下来,防止出现各种意外。专家建议,在剧烈运动过后,最好进行5～10分钟的简单运动,可以是步行或者慢跑,使心率慢慢恢复至正常水准。

5. 运动后不宜立即洗浴 剧烈运动后,为了维持体温的恒定,皮肤血管扩张,汗孔增大,以利于排汗、散热。如果用冷水冲洗,会使血管收缩,血液循环阻力增大,降低人体抵抗力,容易生病。如果用热水冲洗,会增加皮肤内血液流量,导致大脑、心脏供血不足,易发生眼花头晕,甚至还有休克虚脱的风险。

6. 运动后不宜大量吃糖果 在剧烈运动后,有人认为吃糖水或甜食十分舒服,其实是错误的。过多地吃甜食,会使体内的维生素B_1大量消耗,会让人感觉疲倦、食欲不振,不利于机体的恢复。剧烈运动后,最好吃蔬菜、蛋、粗杂粮等含有维生素B_1的食物。

7. 切忌急于求成的心态 运动健身需要长期的积累,最好成为个人的生活习惯。三天打鱼两天晒网,短期的冲动容易造成对身体的损伤,运动健身需要循序渐进地进行下去。

8. 勿硬撑 中老年人的身体状况比不上年轻人,当出现疲劳等不良感觉时,应进行适当的休息。

预防运动性贫血

剧烈运动后,容易出现面色苍白、精神萎靡、头晕目眩、心慌气促、四肢无力等症状,即"运动性贫血"。贫血,是指血液中的血红蛋白和红细胞低于正常值。

那么,究竟是什么原因造成了运动性贫血呢?

1. 红细胞破裂和血红蛋白分解 剧烈运动引起贫血的原因主要是红细胞的破裂,血红蛋白从红细胞中逸出,并丧失输氧和排出二氧化碳等功能。另外,剧烈运动时,肌体内便会产生大量的代谢产物——乳酸。大量乳酸在体内积蓄,当乳酸的浓度超过一定量时,就会使血液中的pH(酸碱度)值下降,其结果是加速了红细胞的破坏和血红蛋白的分解,导致血液中红细胞数量减少、血红蛋白下降而引起贫血。

2. 大量排汗使铁随汗排出 运动中大量排汗使体内的铁元素随汗排出,而铁是人体造血的主要原料,若不及时补充,可因失铁过多而引起缺铁性贫血。

3. 运动时的机械作用 使身体某些部位受到压迫,造成局部血管中的红细胞受到机械性损伤引起溶血,产生血红蛋白尿而导致贫血。

还有,在运动过程中肌肉组织对于蛋白质的消耗增加,而内脏缺氧导致红细胞的滤出,也是运动性贫血的诱发因素。

那么,如何预防运动性贫血呢?

1. 注意生活调理 在日常生活中,应保持健康的心情,减少剧烈运动,避免过于劳累。在运动时,保持缓慢的节奏,控制锻炼强度,避免造成急性脑缺血而发生晕倒。

2. 注意饮食调理 平时多吃绿色蔬菜和蛋黄、豆类、海带、牛肉等铁含量较高的食物。尽量减少饮茶,因为茶叶中的鞣酸会影响铁质的吸收。注意补充维生C,可使用铁锅煎炒食物。

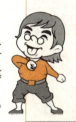

3. 食疗补血 通过食疗可以预防运动性贫血，下面几个小偏方可以补血益血，减少贫血。

（1）杞子红枣煲鸡蛋：枸杞子20克，红枣10枚，鸡蛋2个，同煮，蛋熟后去壳再同煮10分钟。吃蛋饮汤，每天或隔天1次。有补虚劳、益气血、健脾胃等功效。可治疗贫血症，还可用于体质虚弱、头晕眼花、健忘失眠、视力减退的调理。

（2）猪肝粥：猪肝（其他动物肝脏也可）100～150克，粳米100克。先将猪肝洗净切碎，与粳米一同入锅，加水1000克及葱、姜、油、盐各适量，先用旺火烧开，再转用文火熬煮成稀粥。日服1剂，分数次食用。此方具有益血补肝、明目的功效，适用于血虚萎黄、贫血、慢性肝炎、夜盲、青光眼等症。

（3）当归羊肉汤：汤山羊肉400克切块，黄芪、党参、当归各25克（纱布袋装），同放砂锅内，加水1000毫升，文火煨煮，至羊肉烂时放入生姜25克和食盐适量，吃肉喝汤，经常食用。此方最适宜于脾肾阳虚贫血患者食用。

（4）莲子桂圆汤：莲子、桂圆肉各30克，红枣20克，冰糖适量。将莲子泡发后去皮、心洗净，与洗净的桂圆肉、红枣一同放入砂锅中，加水适量煎煮至莲子酥烂，加冰糖调味。睡前饮汤吃莲子、红枣、桂圆肉，每周服用1～2次。此方具有补心血、健脾胃的功效，适用于贫血乏力、神经衰弱、心悸、健忘、睡眠不安等。

"抽筋"的原因及应对方法

肌肉痉挛，俗称抽筋，是指肌肉突然、不自主的强直收缩现象，易造成肌肉僵硬、疼痛难忍。在中老年人的运动健身过程中，小腿腓肠肌和足底的屈肌较易发生肌肉痉挛。

那么，引起抽筋的原因主要有哪些？

1. 肌肉连续收缩过快　肌肉持续用力收缩，而放松时间太短，收缩与放松相互不协调，是引起肌肉痉挛的原因之一。

2. 受寒冷刺激　肌肉受到低温的刺激，兴奋性会增高，易发生强直性收缩，如游泳时受冷水刺激，冬季户外锻炼时受冷空气刺激，都可能引起肌肉痉挛；在冷的环境中运动，如果准备活动不够充分，或者保暖措施不到位，发生肌肉痉挛的概率会增大。

3. 电解质丢失过多　运动中，中老年人大量出汗，尤其是高温季节运动或长时间剧烈运动时，使电解质从汗液中大量丢失。这些电解质在人体内的浓度水平与神经肌肉的兴奋性有关，当丢失过多时，会增高肌肉的兴奋性，易发生肌肉痉挛。

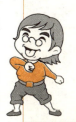

4. 肌肉疲劳　身体疲劳会影响肌肉的正常生理功能，疲劳的肌肉比正常的肌肉硬，张力更大。运动时用力越多，越易造成肌肉疲劳，更容易发生痉挛。所以，中老年人身体疲劳时，特别是在局部肌肉疲劳状态下再做些突然紧张用力的动作或进行剧烈运动时，非常容易引起肌肉痉挛。

如何才能预防肌肉痉挛的发生？

1. 加强锻炼　平时加强锻炼，提高身体素质，增强机体的耐久力和耐寒力。

2. 学会放松肌肉　在运动过程中，要学会放松肌肉，做到心中有数。

3. 运动前充分热身　运动前，进行充分的热身活动，以便让身体能够适应运动的节奏。对一些特殊部位，进行必要的按摩，放松肌肉，防止发生抽筋现象。

4. 多补钙　中老年人身体缺钙，运动时发生抽筋的概率上升，所以平时饮食中应该注意含钙食物的补充。

5. 夏季补充维生素 B_2 和电解质　夏季运动时，尤其是进行长时间

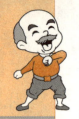

运动或剧烈运动时，要注意维生素 B_2 的摄入和电解质的补充。

6. 冬季注意保暖 冬季锻炼时注意保暖，逐步减少衣服。特别是刚开始时，不要脱得太多，结束的时候，要尽快穿上衣服。

在日常生活中，当遇到这种突发情况时，该如何处理？

1. 沉着冷静 在日常运动中，中老年人发生肌肉痉挛时，不要紧张、惊慌，保持放松，不要着急。

2. 大腿抽筋 游泳中大腿抽筋时，先吸一口气，仰卧水面上，弯曲抽筋的大腿，并弯曲膝关节，然后用两手抱着小腿用力使它贴在大腿上，并做振颤动作，然后用力向前伸直。上臂抽筋时，将手握成拳头并尽量屈肘，然后再用力伸开，如此反复进行。

3. 小腿或脚趾抽筋 游泳中小腿或脚趾抽筋时，先吸一口气，仰浮水面，用抽筋肢体对侧的手握住抽筋肢体的脚趾，用力向身体方向拉；同时，用同侧的手掌压在抽筋肢体的膝盖上，帮助将膝关节伸直，就可以得到缓解。如果一次不行，可以连续做几次。

4. 避免再次抽筋 在水中抽筋现象消除后，老年人应慢慢地游向岸边，以免再次发生抽筋。而且，发生肌肉痉挛后，一般不宜再继续游泳，应上岸休息、保暖，按摩局部。

5. 牵拉缓解抽筋 不严重的肌肉痉挛，只要采用以相反的方向牵引痉挛的肌肉，并持续一定时间，一般都可使其缓解。牵引时切忌用暴力，用力宜均匀、缓慢，以免造成肌肉拉伤。例如，小腿后群肌痉挛时可伸直膝关节，同时用力将踝关节充分背屈（勾脚）。此外，还可配合局部点掐委中、承山等穴。处理时必须注意保暖。

"闪腰"的原因及应对方法

急性腰背部扭伤，俗称"闪腰"，多发于体力劳动者、偶尔参加劳动但准备活动不充分者以及劳动或运动方式不当者。主要的病变范围包括下背部至骶髂部的肌筋膜组织,即胸腰段及腰骶部两个解剖区。中老年人在运动或劳动时,腰部的韧带、肌肉、滑膜等易受到牵扯,当腰部扭转或者肌肉突然收缩时,致使小关节微动错缝、少数纤维被拉断,即是急性腰部扭伤。

腰部是人体重要的活动枢纽,腰腹肌肉是身体的核心力量区,平时要注意保养。随着年龄的增长,中老年人的身体器官和组织逐渐衰退,腰部受到损伤的概率逐步增大。因此,在运动的时候,中老年人应格外重视腰部保护,防止发生腰部损伤。

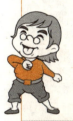

那么,发生"闪腰"的主要原因是什么呢?

1. 准备活动不充分 在健身锻炼或体育劳动时,热身活动不充分的话,突然加重脊柱的负载量,易造成扭伤或韧带撕裂,甚至还会发生骨折。中老年人骨质易疏松,需要格外引起注意。

2. 姿势不当 中老年人的活动相对较少,当搬动重物或者进行一些日常小动作如打喷嚏、弯腰拾物、倒水洗脸时,都可能造成闪腰。身体前屈、屈髋、屈膝时,如果双手持物并抬举的同时使髋、膝关节逐渐伸直,致使用力不当,易造成腰部扭伤。

3. 身体失去平衡 中老年人的平衡能力较差,当重心不稳并企图维持身体平衡的时候,肌肉会剧烈收缩,易导致肌肉及关节韧带损伤。

4. 超负荷运动 当活动超过了脊柱的正常运动范围时,致使腰部难以承受,形成腰部损伤。

5. 其他意外情况 如无意识的跌下、滑倒、生活和交通意外,都可能造成腰部扭伤。

"闪腰"时的主要症状有以下3种:

1. 被迫移位 此种症状的表现不一,轻重程度不一样。一般来说,出现腰背部扭伤时仍可以下地走动,但由于患侧肌纤维痉挛而使患者胸腰段及腰椎前凸消失，并呈现向患侧屈曲的被迫体位。这是一种机体的防御性反射，来保护患侧肌群所受的拉应力。

2. 疼痛 闪腰多为意外损伤，局部疼痛感十分强烈。随着局部活动的振动，易使疼痛感加剧，而平卧后可以减轻疼痛感。在受伤后，脊柱不能伸直，活动受限。

3. 肌肉痉挛 受伤的肌肉由于疼痛及其他病理因素，易发生反射性痉挛，呈条索状。处于痉挛状态时的肌肉，会频繁收缩使代谢产物增加，加剧疼痛感的产生。这种情况下，应该设法阻止痉挛的发生。

鉴于中老年人身体变弱，易闪腰，在平时生活中，中老年人动作要缓慢，避免腰部受损。那么，如何才能进行有效的腰部护理呢？

1. 注意腰部保健 一般来说，腰痛者的饮食与常人区别不大，避免进食过多的生冷寒湿食物即可。对于患有慢性腰痛的中老年人，可以选择一些壮腰固肾的中成药，如十全大补丸、肾气丸、六味地黄丸等，根据自身体质进行合理选择。

2. 注意腰部保暖 尤其是在春冬较为寒冷的季节，做好腰部保暖非常重要。在日常生活中，避免风吹雨淋，避免久卧潮湿之地，可以适当地选用电热褥进行保暖。

3. 经常活动腰部，但运动不宜过猛 适当地进行腰部活动，能使腰肌舒展，促进肌肉血液循环。久坐、久站时，注意进行适当的休息，解除腰部紧张，缓解疼痛。

4. 注意补钙 闪腰除了与肌肉劳损有关，也与自身骨骼健康有关。其中，缺钙是非常重要的一方面。因此，在日常饮食中，应该注意多食酸奶、奶酪、豆制品，预防骨质疏松，减轻腰椎痛。

下面，为中老年人推荐一些腰部健身的养生方法：

1. 前屈后伸 保持两腿开立，与肩同宽，双手叉腰。然后舒缓地进行腰部前屈和后伸，各5～10次。运动的时候，尽量保持腰部肌肉的放松。

2. 转胯回旋 保持两腿开立，略宽于肩，双手叉腰。调匀呼吸后，以腰为中轴，胯以顺时针方向做水平旋转运动，再逆时针方向重复。注意控制旋转速度，由慢到快，幅度由小变大，反复进行10~20次。旋转时，使上身处于直立状态，腰逐步随胯而转动。当然，身体不能过于前仰后合。

3. 交替叩击 两腿开立，保持微屈，与肩同宽，两臂自然下垂，双手握半拳。先向左转腰，再向右转腰，两臂随腰部前后自然摆动。同时，借摆动之力，双手一前一后，交替叩击小腹和腰背部，力量以感觉舒适为度，连续20~30次。

4. 双手攀足 保持全身放松，双腿略微分开。手臂上举，身体逐渐后仰至最大限度。略微停顿后，身体前屈，双手下放，使双手尽可能摸到双脚。此动作可连续做10~20次。身体前屈时，保持双腿处于直立状态。鉴于中老年人的身体情况，在弯腰前屈的时候，节奏要放缓，不要着急。

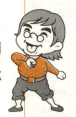

骨折的原因及应对方法

骨折，是指骨结构的完整性遭到破坏，以儿童与中老年人为主。骨折多为一个部位骨折，极少数为多发性骨折。如果经过及时合理的治疗，基本能恢复原来的功能，保持健康的生活状态。在体育运动中，骨折是一种较为严重的损伤，发生率较低。随着年龄的增长，中老年人骨中的有机成分减少，无机成分增大，导致脆性增加，韧性降低，易发生闭合性骨折、骨裂。

在日常生活中，骨折是一种经常遇见的问题。关于骨折，很多人的理解都是不正确的，片面地认为骨头断了就是骨折。其实，有的人骨里面的骨小梁发生断裂时，表面上看不出来。有的人发生骨折后即使是看

X线片时，也看不出来发生了骨折。当患者仍然进行正常行走时，会造成骨折处逐渐分开，导致完全错位。如果能够得到及时有效的治疗，基本可以恢复正常的生活状态。否则，会延误治疗的最佳时机，甚至导致终生残疾。发生骨折的主要原因有3种：

1. 直接暴力 当直接暴力作用于某一部位时，会使该部位发生骨折，并出现程度不等的软组织损伤。如小腿受到外部力量撞击时，会出现胫腓骨骨干骨折。

2. 间接暴力 间接暴力作用时通过纵向传导、杠杆作用或扭转作用使远处部位发生骨折，如从高处跌落足部着地时，躯干因重力关系急剧向前屈曲，胸腰脊柱交界处的椎体发生压缩性或爆裂骨折。

3. 积累性劳损 长期、反复、轻微的直接或间接损伤可致使肢体某一特定部位骨折，又称疲劳骨折，如远距离行走易致第二、三跖骨及腓骨下 1/3 骨干骨折。

当怀疑出现骨折症状时，该如何处理呢？对于轻微患者来说，可以选择以下3种方式进行检查：

1. X 线检查 凡疑为骨折者应常规进行 X 线拍片检查，可显示临床上难以发现的不完全性骨折、深部的骨折、关节内骨折和小的撕脱性骨折等，即使临床上已表现为明显骨折者，X 线拍片检查也是必需的，可以了解骨折的类型和具体情况，对治疗具有指导意义。

X 线摄片应包括正、侧位片，必须包括邻近关节，有时需加摄斜位、切线位或健侧相应部位的 X 线片。

2. CT 检查 对于骨折不明确但又不能排除者、脊柱骨折有可能压迫脊髓神经根者及复杂骨折者均可行 CT 检查。三维 CT 重建可以更直观便捷地进行骨折分型，对治疗方案选择帮助很大，目前临床上常用。

3. MRI 检查 虽然 MRI 检查显示骨折线不如 CT 检查，但对于脊髓神经根及软组织损伤的显示有独特优点，目前已广泛用于脊柱骨折的检查。

第七篇 中老年人要学会运动娱乐

而当出现较为严重的病情，受伤部位剧烈疼痛、发生畸形、听到摩擦声音时，应该立即进行紧急处理。此时，需要按照以下4个步骤进行急救：

第一，抢救病人生命，注意查看病人的呼吸、脉搏和神志。当病人出现昏迷时，将其下颌托起，头偏向一侧，利于分泌物的排出。必要的时候，可使病人俯卧，防止分泌物或者舌头后缩堵塞呼吸道引起窒息死亡。

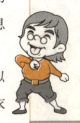

第二，处理活动性出血，防止失血性休克。对于一般的伤口，可以选择清洁的布类、卫生纸进行简单包扎。当四肢大血管出血时，宜用衣服、毛巾、胶皮管等止血带进行包扎。在包扎时，避免使用绳索，可选择衣服、布类作为里衬，防止对皮肤的压力。在短时间不能到达医院的情况下，每30分钟进行一次放松，防止出现肢端坏死。

第三，固定骨折，其重要性十分突出。将受伤的肢体进行固定，防止骨折断处刺破周围的血管、神经等组织。具体的方法为：用木板附在患肢一侧，在木板和肢体之间垫上棉花或毛巾等松软物品，再用带子绑好。松紧要适度，木板要长出骨折部位上下两个关节，做超关节固定，这样才能彻底固定患肢。

第四，运送病人。在运送骨折病人的过程中，做到舒适、平稳、迅速，力度要轻柔。对于情况较好的病人，在确保无生命危险的情况下，选择到相应的医院就诊。当病情较重时，应立即就近医治，不可盲目越级转送，贻误最佳治疗时机。

当然，只要做好骨折的预防和养生措施，会大大降低骨折的发生概率。下面，为中老年人朋友推荐几种骨折的预防和养生办法。

1. 平时注重运动健身 尤其是中老年人，应该进行长期锻炼，增加户外活动时间，多呼吸新鲜空气，促进血液循环和新陈代谢，如慢跑、散步、打太极等项目。经常运动有利于钙质在骨骼内的存留，增强骨骼

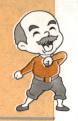

硬度，防止骨折的发生。

2. 经常晒太阳 丰沛的阳光能促进维生素 D 的合成，对钙的代谢十分有利。阳光中的紫外线，能有效促进钙的形成和吸收。

3. 注意预防措施 平时不去人多或者车多的地方，风雪雨雾天气减少外出。不宜进行爬梯子等登高活动，注意缓步慢行，可选择扶手、拐杖作为支撑。夜间起床时，在床沿休息片刻后再下床，防止跌倒。

4. 饮食调养 多吃水果、蔬菜和富含维生素、蛋白质的食物，可有效预防骨质疏松症。骨折早期，饮食以清淡为主，后期口味可加重。合理的饮食调养，对骨折的愈合以及功能的恢复大有裨益。

下面，为中老年朋友推荐几种预防和治疗骨折的日常饮食疗方：

（1）鸡蛋壳水：取鸡蛋壳适量。将鸡蛋壳炒黄，研为细末，每次取 3 克，用凉开水冲服，每日 3 次。或将鸡蛋壳烘干，研为细末，每次服 15 克，每日 2 次。

（2）笋尖炒口蘑：取豆腐 200 克，干盐鞭笋尖、虾米、植物油、酱油各 10 克，干口蘑 5 克，少量葱、姜。将鞭笋尖、虾米、口蘑用温开水泡开，豆腐切成小丁，口蘑汤备用。将油烧热，先煸炒葱、姜，然后将口蘑、笋尖、豆腐、虾米放入，并加入口蘑汤和酱油，用旺火炒熟后食用。

（3）核桃鹌鹑蛋：取核桃仁 15 克，枸杞子 10 克，鹌鹑蛋 10 个，番茄酱、精盐各适量。将核桃仁放入盐开水中浸泡，枸杞子用清水泡后上笼蒸 5 分钟，鹌鹑蛋煮熟去壳撒上干淀粉。再将鹌鹑蛋、核桃仁放入油锅炸成金黄色，把枸杞子、番茄酱加入即可食用。

（4）排骨肉汤：取猪排骨 1000 克，葱、香菜各少许。锅内加水适量烧开，放入猪排骨炖熟。捞出排骨，去掉骨头，把肉放在盘里，倒入适量排骨汤，撒少许葱花，晾凉成冻。食用时可撒少许香菜末。佐餐食用。

(5)蔬菜叶骨头汤：取猪骨头、蔬菜叶各适量。将猪骨头砸碎，按1份骨头5份水的比例加水，用文火煮2小时，再将骨头汤稍加过滤，弃渣，加入少量蔬菜叶稍煮后食用。

(6)黄芪红枣膏：取生晒参250克，黄芪250克，当归、川芎各100克，鹿角粉、蛋壳粉各50克，红枣250克（去核切细），核桃仁250克（炒香研碎），冰糖300克。将前4味加水煎2次去渣留汁，加入鹿角粉、蛋壳粉、红枣、核桃仁、冰糖收膏，贮罐中。每次取1汤匙冲服，每日2次。适于冬令服。

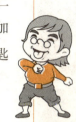

踝关节扭伤的原因及应对方法

在日常生活中，人们上下楼梯，闲逛漫步，稍不留神就会踏空台阶或者意外碰到些砖石，拌着脚。尤其是中老年人，极易发生踝关节扭伤。但凡扭伤，多以外侧踝下部为主，内侧倒是少见。其实，踝关节扭伤的诊断并不是难事，但应注意排除并存的腓骨踝骨折。假如出现骨折现象时，应及时拍X线片，再进行对症治疗。

一般来讲，踝关节的治疗以对症为主。扭伤后及时冰敷，或局部喷洒冷冻剂，有效抑制出血肿胀，进行妥善的包扎和固定。新扭伤格外禁忌按摩、行走或被动运动，否则会加速出血和加重局部损伤。1~2天后进行局部热敷，使用短波透热疗法，照射红外线灯。2~3天后方可进行步行练习，并进行局部轻微按摩，或其他被动运动。1~2周后可基本痊愈，严重的可能需要更长的时间。康复期间注意保护，防止二次损伤。

踝关节扭伤，主要症状分为外侧韧带损伤和内侧韧带损伤两种。

1. 外侧韧带损伤 基本上由足部强力内翻引起。外踝比内踝更长以及相对薄弱，使足内翻的活动度较大，因而外侧韧带损伤更为普遍。

外侧韧带出现部分撕裂的情况更为常见，表现为踝外侧肿胀、疼痛、走路跛形。有时会出现皮下淤血，韧带部位有压痛感，当足内翻时，韧带的疼痛感加剧。

外侧韧带完全断裂十分少见，局部症状更为明显。此时，失去了外侧韧带的控制，足内翻异常活动增多。有时会出现撕脱骨折，小片骨质与韧带同时撕脱。

内翻位摄片时，胫距关节面的倾斜度远远超过5°~10°的正常范围，伤侧关节间隙增宽。X线检查可见撕脱骨片。

2. 内侧韧带损伤　由足部强力外翻所引起，较为少见。其临床表现与外侧韧带损伤基本相似，位置和方向正好相反。表现为内侧韧带部位肿胀、疼痛、压痛，足外翻时，引起内侧韧带部位疼痛，也可有撕脱骨折。

下面，为中老年朋友推荐两种按摩的方法。

第一种方法：

（1）患者仰卧位，亲属以拇指点揉丘墟、太溪、昆仑、申脉、阳陵泉穴，力量由轻到重，每穴操作半分钟。

（2）亲属一手固定足部，另一手大鱼际着力，在踝关节周围进行轻柔缓和的揉摩，时间为2~5分钟。

（3）亲属一手握住足跖部，另一手握住足跟部，拇指按在伤处，两手稍用力向下牵引，同时进行轻度内翻和外翻。时间为1~3分钟。

（4）亲属一手托住足跟，一手握住足跖部，同时用力，在拔伸的同时将踝关节尽量背伸，然后做环转运动。时间为1~3分钟。

（5）亲属以拇指和其余四指相对用力，自上向下，反复搓揉1~3分钟，然后两手掌相对用力，横搓下肢1分钟。

第二种方法：

（1）患者仰卧，亲属以大鱼际轻擦损伤部，以透热为度。

（2）以拇指指腹，在损伤的局部用轻柔的按揉法进行治疗，时间为1～3分钟。

（3）患者坐位，亲属一手由外侧握住足跟，用拇指压于韧带所伤之处，另一手握住跗部，用摇法1分钟。

（4）亲属双手握住足部，在拔伸力量下将足跖屈，再背屈，同时，以拇指向内向下用力按压韧带损伤部位，以患者能耐受为度，如此反复操作5～8次。

（5）亲属双手掌相对用力，自膝关节向下，反复搓揉至踝关节周围。以局部发红透热为度。时间为2～5分钟。

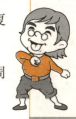

当发生踝关节扭伤时，基本的生活调理是十分重要的。

（1）出现踝关节严重扭伤的，需要及时到医院进行X线片检查，排除脱位和骨折的可能。当出现骨折时，应立即就医，对症治疗。

（2）在踝关节扭伤的急性期，保持轻缓柔和的手法，防止加重疼痛和出血，不要热敷。

（3）康复阶段，手法可适当加重，配合局部热敷，或用通络活血的中药外洗能收到较好的效果。

（4）对于损伤的部位，注意防寒保暖。

（5）在损伤的早期阶段，较重的可制动，进行适当的固定，防止各种意外造成的二次损伤。1～2周后方可解除固定，逐步进行功能锻炼。

下面，为中老年朋友推荐一些踝关节扭伤的验方，以便进行更好的康复治疗。

（1）加味归芎散：当归、川芎、姜黄、羌活各20克，上药共研细末。内服：每次取细末6～9克，水冲服，每日2次。外用：每次取药粉20克，加水调成糊状，外贴患处，每日更换1次。一般情况下外用即可，症状重者，应内外并治。有活血化瘀的功效，主治扭伤。

（2）牛膝方：鲜怀牛膝适量，洗净，捣烂，加少许食盐，和匀涂患处，外用绷带固定，每日1次。有消肿止痛的功效。

（3）生姜韭菜泥外敷：取生姜、韭菜各适量，捣烂如泥，敷在肿痛处，外用纱布绷带固定，每晚更换1次。

（4）月季花外敷：月季花适量，洗净，捣成糊状，敷患处，每日1次，连用数日。有活血化瘀的功效。

第八篇 中老年人医疗用药注意事项

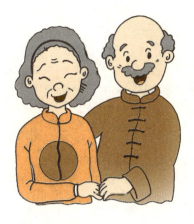

到了一定的年纪,身体会出现自然衰老现象,表现为免疫力与身体代谢能力的降低。各种老年病频发,成为危害身体健康的重要因素。于是,多数中老年人希望借助药物来保持身体的健康。但是,中老年人的生理生化功能降低,导致药物代谢能力减弱,药物消除半衰期延长,血药浓度增高,不符合养生保健的基本原则。

因此,科学的用药习惯是非常重要的。针对中老年人的生理特点,应该格外注意用药的科学性。与青壮年不同,中老年人体质较弱,易生病,康复治疗也十分重要。在中老年人家里,应该储备一定的医疗急救知识,防止意外情况的发生。

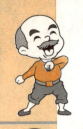

第一章
养成科学有效的日常就医习惯

定期体检，有效防治各种疾病

到了中老年阶段，各种疾病会趁虚而入。鉴于此，中老年人应定期进行体检，及时发现疾病并进行对症治疗。众所周知，人到老年，各种病症频发，那么如何才能解决这种问题呢？只有定期进行体检，才能有效防治可能存在的病症。特别是一些慢性病，其潜伏性较强，难以发现，待出现明显症状之后，早已错过最佳治疗时机。那么，中老年人应该进行哪些体检呢？下面，为中老年朋友介绍一些常见的体检项目，以便更好地保护自身健康。

1. 量体重 进入中老年之后，体重增加成为十分普遍的现象。但过于肥胖会增加心脏负担，诱发心脑血管等各种疾病，危害人体健康。而过于消瘦，会降低自身抵抗力，增加感染疾病的风险。因此，应科学应对体重变化，保证自身健康。

2. 心脑血管检查 人体血液需要一定的压力，才能有效输送到各个部位。血压的高低，会造成各种心脑血管疾病，危害人体健康。其中，高血压是导致冠心病的主要因素之一。通过心电图检查，可有效了解心肌供血情况，及时发现各种潜在的病症。

3. 肝、胆、胰腺B超和胸透 通过肝、胆、胰腺B超，能对肝、胆、胰腺的情况进行详细的检查，确认是否出现肝、胆肿瘤以及胆囊结石、胰腺炎等疾病。通过胸透，能及时发现肺结核、肺癌，尤其是常年抽烟的中老年人。

4. 查眼底 尤其是 60 岁以上的老年人，可以及时发现老年性白内障、原发性青光眼。患有冠心病、高血压、糖尿病的病人，可以检查动脉是否出现硬化。

5. 查血脂和血糖 尤其是患有动脉硬化、高血压以及肥胖的中老年人，需要定期进行检查。饭后 2 小时的血糖可以有效发现各种可能存在的病症。

6. 验大、小便 验小便，可以及时发现糖尿病、肾脏病。进行大便隐血试验，能及时发现结肠癌、胃癌以及消化道疾病。

7. 检测骨密度 中老年人易患骨质疏松，45 岁以上的中老年人应该定期进行检查，以便更好地进行生活作息和饮食安排。

8. 妇科以及前列腺检查 即使已经绝育，老年女性也不要忽视妇科检查，以便及早发现各种可能存在的病症。中老年男性应进行前列腺检查。

为了保护自身健康，中老年人应定期进行检查，详细地将日常生活中的病情告诉医生，以便进行科学检查，及时发现问题，对症治疗。注意定期体检，保存好体检记录，能有效发现各种慢性疾病。特别是一些常见的老年病，更要引起重视，及时缓解身体上的困扰，过一个轻松、愉快的晚年生活。

遵守相关体检饮食要求

为了获得准确的自身"健康情报"，需要遵守体检前的相关饮食要求。特别是一些中老年人，缺乏相关的基本医疗知识，给体检带来很多麻烦。下面，为中老年人介绍一些基本的医疗知识，使得体检结果更加科学。

1. 化验血糖 进食能直接影响餐后血糖，尤其是高糖食物，会刺激体内胰岛素的升高，使人体代谢功能出现紊乱，血糖升高。测空腹血压时，应该禁食8小时以上，前一晚餐后不宜吃任何的水果、饮料、点心，可以少喝些白开水。检查前1~2天，尽量少吃或不吃高糖食物。

在检查前，注重作息和饮食调理，控制好情绪。此外，化验前不宜饮用咖啡、浓茶等刺激性饮料。

2. 化验血脂　化验血脂和血液黏稠度，需要空腹抽血，饮食对血脂的影响较大。因此，化验血脂需要禁食12~14小时。在化验前2~3天，保持原有的生活习惯，避免过度饮食，戒酒。为了保证结果的准确性，不宜刻意安排素食。

3. 肝脏功能检查　在抽血化验前2~3天，禁食高蛋白、高脂肪食品和饮料，避免影响检查结果。进食高蛋白、高脂肪食物，会增加肝脏负担，出现肝功能异常的假象。注重保持平时的饮食习惯，注意戒酒。

4. 检查尿常规　正常情况下，成人每日应摄入2500毫升的水，一昼夜的尿量为1500毫升。喝水过多，会稀释尿液，使尿的比重下降。当尿的比重低于1.010时，会造成肾脏功能不好的假象。当然，喝水过少也不好，会增加尿的比重，造成泌尿系统感染的假象。

5. 检测血压　医学研究表明，摄入高盐会抑制细胞膜钠的主动转运，使交感神经活性加强，造成血压升高。为了检测结果的准确性，在检查前1~3周内以低盐食物为主，盐的摄入量控制在6克以下。

6. 做心电图、脑血流图　在做心电图、脑血流图前的24小时内，绝对禁酒，避免影响检测结果。酒精能促使血流加速、心跳加快，造成心律不齐或心率失常。酒后脑血流加快，易造成血管梗阻的假象。

7. 隐血检查　检查前不宜吃各类动物肝脏、动物血、蛋黄、肉类，或者服用含铁药物；含叶绿素的蔬菜如韭菜和菠菜以及含铁丰富的葡萄、红枣、桂园等也会干扰检查结果。

8. 超声检查　腹部B超检查前应保持空腹，以减少饮食后对超声影像的影响，只要不吃早饭即可。而前列腺 B 超、妇科 B 超，不必空腹，注意检查前大量喝水储尿，有助于准确成像。

9. **胃镜检查** 在胃镜检查前一天，尽量吃少渣、易消化的食物，保持检查部位的清洁，使得能够清晰地看到消化道的黏膜。如果下午做胃镜，早上、中午尽量避免进食。

善于识别各种疾病先兆

到了一定的阶段，身体器官与组织的衰老是很正常的事情。尤其是进入中老年之后，身体各个部位会出现明显的衰老迹象。此时，身体开始出现各种异常症状，警报频传。当然，人不能袖手旁观，任其发展，需要及时发现问题，作出应对。但是，很多中老年人缺乏必要的医学知识，即使出现明显的症状，也难以引起重视。下面，为中老年人朋友提供一些必要的医学知识作为参考，使他们学会科学防治各种疾病。

1. **视力逐渐下降，并有云雾感** 黄斑的功能在于准确辨别事物，当发生异常时，会使视野中出现云雾感，或者有黑影阻挡，产生变形。当这种情况频繁发生时，会使视力大幅下降。因此，当中老年人出现这种情况时，需要及时就医，不要延误病情。

2. **身体疲乏** 很多人都有这样的经历，突然感觉身体疲乏，困得不得了。当困倦的程度加重时，不仅仅是睡眠不足导致的，极有可能患有阻塞性睡眠呼吸暂停综合征。对于肥胖或者鼾声较大的中老年人来说，很有可能在睡眠中失去生命，因而需要谨慎对待这种症状，及时就医。

3. **咳嗽、咳痰** 咳嗽、咳痰是慢性支气管炎的主要症状，也有可能是支气管扩张和肺结核。早晨吸入室外凉气，或吸烟，或吸入污染空气时，会出现咳嗽，是慢性支气管炎的常见症状。初期，这种症状仅出

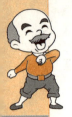

现在冬季，痰量少且透明。当病情加重时，甚至会整年咳嗽，但并无任何发热的迹象。

4. **关节疼痛**　痛风，指的是血中尿酸异常增多，沉积在肾和关节上所引起的疼痛，导致器官功能出现障碍的疾病总称。尿酸，即是细胞新陈代谢产生的物质，简而言之，就是物质转化后的残渣。当尿酸的结晶沉积在关节滑膜上，会对滑膜产生刺激，引发各种急性炎症，使患者出现关节疼痛，难以忍受，便是痛风发作的主要表现。

5. **进食困难**　体态肥胖者，出现吞咽困难时，有可能患上了反流性食管炎。平常人出现吞咽困难时，有可能是食道癌的缘故，需要格外引起注意，应尽早到消化内科进行检查。

6. **头痛并伴有眼痛**　当突然出现头痛、眼痛，并伴有视力下降、呕吐、恶心，甚至还有鼻塞等感冒症状时，极有可能是急性青光眼的缘故，应及时进行检查。

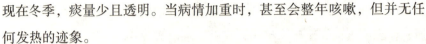

学会同医生沟通，明确交流内容

《古今医统》中记载："望闻问切四字，诚为医之纲领。"而问诊是其中非常重要的环节。问诊，即是通过询问了解患者病史、发病原因、发病经过及治疗过程、痛苦所在、主要症状、饮食起居、喜怒爱好等。因此，看病时与医生的沟通显得十分重要。通过沟通，能让医生准确地了解病情，制定最科学的治疗方案。而在现实生活中，很多中老年人不重视与医生的沟通。因此，面对医患沟通过程中的障碍和误区，需要及时认清，使疾病得到更好的治疗。下面，为中老年朋友提供一些常见的就医误区：

1. **不知如何沟通**　在就医过程中，将医生看作朋友不失为一种明智的选择。如同朋友间的畅谈，将自己的症状、想法以及疑虑，统统告诉医生，询问医生的意见以及治疗方案。一次成功的就医，与医患之间的有效沟通密切相关。

2. **不愿意与医生沟通** 在看病的时候，只有将病情的详细经过告诉医生，医生才能作出最准确的决策，提供更合理的治疗方案。如果什么话都不愿意讲，医生难以科学合理地选择治疗方案，影响疾病的治疗。

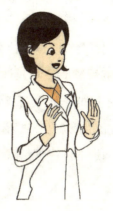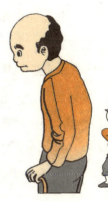

3. **对医生产生敬畏心理** 有些人对医生产生敬畏心理，怯于沟通。实际上，职业修养良好的医生都会认真倾听病人的声音，寻找治疗的有效信息。

4. **说话絮絮叨叨** 同医生沟通时，主要说一些病情的症状、原因、经过等，尽量简明扼要，不要絮絮叨叨地讲个不停。与医生沟通时，要真实坦诚，争取获得医生的理解，获得较好的医疗服务。

在良好的沟通中，明确交流内容是很重要的。尽量避免琐碎的唠叨，而应讲一些对治疗有利的事情。那么，在与医生沟通时，应该注意哪些内容呢？

1. **正在服用的药物** 有一些中老年人，习惯于跨医院跨科室看门诊，导致病历被分割，无法形成有效的沟通。因此，为了自身安全，需要及时向医生说明正在服用的药物，并且带上处方或者病历。

2. **是否有药物过敏史** 为了自身安全，需要及时向医生说明过往的药物过敏史。即使病历上已经记载，以防医生遗忘，需要主动地加以说明。

3. **是否酗酒或者吸烟** 当医生询问时，需要如实回答，切勿隐瞒，以免造成医生判断病情时的错误。即使医生没问，也要主动说明。

4. 所从事的职业 不同的职业，医生需要考虑其具体的特殊性。比如司机、高空作业人员，具有嗜睡作用的药物是要尽量避免的。

5. 是否有家族史 不同的家族史，会使医生对病情的判断出现显著的差异。不要刻意隐瞒，以便让医生作出最科学的决策。

6. 正在服用的保健品或者其他非处方药 有一些中老年人，身患多种疾病，服用不同的非处方药或者一些保健品。为了自身安全着想，需要向医生明确说明，以免造成药物搭配禁忌。

只有在充分沟通的前提下，医患双方才能达到更好的了解，为更好的治疗奠定坚实的基础。

走出看病误区，科学治疗疾病

1. 挂错号 很多中老年人对基本的医疗知识知之甚少，挂号时经常出现各种差错。在就诊的时候，应进行适当的咨询，查看医院的介绍栏。在选择医生时，不要刻意追求年龄和知名度，只要是医德高尚、医术精湛的医生，都能起到较好的疗效。有些时候，选择一位医生，保持长期联系，对疾病治疗大有裨益。

2. 忽视病历 有些中老年人，看一次病换一次病历，给疾病的治疗带来很大的麻烦。病历是非常珍贵的资料，对连续性的治疗用处极大。

3. 不配合检查 有些中老年人会固执地认为，看病就是为了拿药，检查是多此一举。实际上，不同病情的疾病用药是完全不一样的，只有弄清病情，才能够合理用药，制定最佳的治疗方案。

4. 隐瞒病情 鉴于一定的社会、家庭、工作等原因，有些中老年人会选择隐瞒一些病情或者病史，给疾病的治疗带来巨大的麻烦。特别是一些特殊的病情，会给自身健康带来巨大危害。

5. 不必要的节省 部分中老年人常常叮嘱医生开些便宜药，或者直接限定治疗费用。鉴于此，医生不能根据病情开药，对患者的健康十分不利。随着病情的拖延，最后并不见得节省多少钱，甚至可能多花钱。因此，中老年人应充分考虑医生的建议，科学治疗，不该省的钱不要省。

6. 拒绝治疗 在现实生活中，部分中老年人拒绝接受医生的治疗建议，不吃药，不愿检查，不肯动手术。这种做法不仅会使疾病得不到有效的治疗，还会危及生命。

第二章
合理用药，才是治疗的核心

科学用药的九个时间点

随着年龄的增大，中老年人的身体抵抗力大不如前，较易受到各种疾病的侵扰。此时，中老年人需要通过外部力量的协助来维护自身健康，而服用不同的药物成为无奈的选择。其实，服用药物的时间需要科学掌握，才能使其发挥出最大的作用，尽量减少毒副作用。那么，如何才能科学选择服药时间呢？下面，为中老年人朋友进行详细的介绍，以便为治疗疾病作出最合理的选择。

1. 空腹服 一般在清晨，以人参、蜂乳等滋补类药物为主，有利于机体对药物的吸收和利用。

2. 早晨服 糖皮质激素和抗结核药等西药，早晨 7 点左右一次顿服，能明显提高疗效以及减少副作用。

3. 饭前服（饭前 30~60 分钟） 以收敛药、健胃药、止痛药、肠道消炎药为主，如健胃片、胃仙 U、西咪替丁等，饭前服用能提高疗效。对中成药的丸剂，为了使其较快地通过胃进入肠道，也宜在饭前服用。

4. 饭时服 以助消化药为主，如淀粉酶、胃酶片、胃蛋白酶等，在饭时服用能有效发挥其作用。

5. 饭后服 绝大多数药物都可在饭后服用，能有效减轻药物对人体的刺激性，如保泰松、阿司匹林、索密痛等。如四环素类和抗生素药，饭后服用能提高药物利用率。

6. 定时服 定时服指的是每隔一段时间服用，多以吸收快、排泄快的抗菌消炎药为主。为了持续保持药物浓度，需要定时服用，如红霉素、四环素等。

7. 睡前服（睡前半小时左右） 以泻药和催眠药为主，如鲁米那、朱砂安神丸、安定等，服用半小时后即见效。泻药双醋酚酊、酚酞等，服用8小时后见效，次日清晨便可排便。

8. 必要时服 多为解挛止痛药，如颠茄、阿托品等在胃痉挛疼痛时服用；心绞痛发作时，迅速在舌下含化速效硝酸甘油片；头痛时服去痛片。

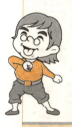

家庭用药的基本原则

中老年人由于身体器官储备以及环境稳定机制因年龄而衰老，导致对药物的耐受能力与安全幅度逐步下降。现代医学研究表明，从41～50岁到80岁以上的病人，药物不良反应发生率从12%上升至25%。同时，不良反应发生时的严重程度也较青年人更高。因此，在中老年人家庭中，应该掌握并遵循一定的药物使用原则，预防不良反应以及其他危急情况的出现，保证家人健康。

1. 明确目的，合理用药 生理衰老加上病理变化，使得中老年人的病情复杂多变。如果药物使用不当的话，会加重病情，危及生命健康。中老年人吃药要有的放矢，依据自身病情与药物作用，作出科学的选择。例如出现头疼脑热、腰酸背痛，检查后并未有任何脏器疾病时，便可服用解热镇痛药；若发现某些病变，可以对症治疗。

中老年人应遵守少而精的原则，既要考虑到过往病史，也要兼顾各器官的功能情况。对于失眠、多梦等情况，尽量通过作息调节来改善。

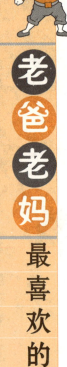

当出现精神抑郁时,采取必要的心理辅导,便能有效缓解病情。

2. 注意剂量,因人而异 中老年人对药物的耐受能力逐步下降,个体差异增大,因而,中老年人的药物剂量选择需十分慎重。以医嘱作为第一原则,说明书为辅。随着机体吸收、代谢功能逐步衰退,易导致体内药物沉积,形成有毒反应,不能以成年人的剂量为准。有人建议,从50岁开始,每增加1岁减少成人剂量的10%,60以上用成人剂量的1/3,70岁1/4,80岁1/5。中老年人的药物剂量,切实依据年龄、体重和体质而定。有条件的,可以进行血药浓度检测,则能更加科学地作出选择。在现实生活中,部分中老年人求愈心切,擅自添加药量,反而导致其他不良症状,不利于身体健康。

3. 选择最佳用药时间 合理掌握用药时间,能提高疗效,减少不良反应。服药时间,应根据病情、药物性质等众多因素而决定,遵循医嘱,切勿擅自更改。如服药时间为每6小时1次,则表明该药在血液中有效治疗浓度的维持时间只有6小时。随着时间的推移,血液中药物浓度会逐步降低,治疗效果减弱。因此,每6小时服用1次,可以有效保持治疗所需要的药物浓度。按时服药的同时,需要注意部分药物的特殊要求,饭前、饭后以及空腹服用都是有所差别的。

4. 选择最合适的用药方法 用药方法,依据病情、目的、药物性质而决定。如果口服能够发挥出药物疗效,最好选择口服。能被肠胃液破坏或者具有强烈刺激性的药物,最好避免口服。绝大多数药物可以吞服,但如酵母片这样的药物,嚼碎后服用更好,而硝酸甘油片较适宜在舌下含服。有些药物适合空腹或者半空腹服用,如盐类泻药、驱虫药。

有些药物需要用足量的水送服,如胶囊剂、粉剂、丸剂等,防止其附着于黏膜引起损伤,服药后不宜立即平卧,以便让药片顺利通过食管。尤其是食管功能不良或者卧床不起的病人,服用药水更好。具体的服用方法,应依据药物性质、病人状况作出选择,最好听从医嘱。

5. 禁止服用过期药物 药物过期后，原有的功效基本丧失，毒性反而增加，轻者引起不良反应，重者危及生命。在过期变质的四环素片中，药物的成分基本分解为有毒化合物，致使肾脏功能遭到损害。研究表明，储存一年以上的维生素 C 片，可分解为能产生肾结石与糖尿病的多种化学物质。因此，应注意药物保质期，禁止使用过期药物。

6. 切勿长期使用解热镇痛药 解热镇痛药的主要作用在于止痛。长期服用会导致药物依赖，损害肾功能，尤其是复方止痛片，毒性远远强于一般的单剂药品。在国内，关于长期服用去痛片、APC 片而引起的肾脏功能损伤的报道并不少见。因此，中老年人切勿长期使用止痛剂。

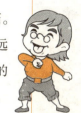

用药讲究"六先六后"

随着自身免疫力的下降以及机体功能的衰退，在中老年人群中，"单人多病"的现象普遍存在。因此，要格外注意用药的安全性，切勿粗心大意。因此，中老年人用药应遵循"六先六后"的原则。

1. 先明确诊断，后确定治疗 当身体出现不适时应及时就医，查明病情，而后根据病情参考医生建议，确定最佳治疗方案。禁忌随意用药，否则易导致胡乱用药而引起的不良反应，有可能危及生命健康。

2. 先食疗，后药疗 俗话说，"是药三分毒"。因此，优先选择食疗的方法，适时调整个人生活习惯。当食疗效果一般时，可选择针灸、理疗、按摩等方法。最后，上述方法都失效时，再选择药物治疗。

3. 先外用，后内服 为减少药物对机体的毒害，能用外用药治疗

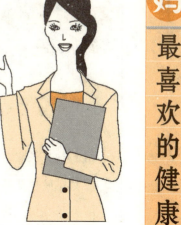

的疾病，比如皮肤病、牙龈炎、扭伤等可先用外用药解毒、消肿，万不得已再内服消炎药。

4. 先用口服药，后用注射药 有些中老年人一有病就想注射针剂，以为用注射剂病好得快。其实不然，注射会使人体产生依赖，对身体健康不利。一般来说，中老年人用药应遵守"能口服不肌注，能肌注不静脉注射"的原则。

5. 先用中药，后用西药 中药多属于天然药物，其毒性及副作用一般要比西药小，除非是使用西药确有特效。尤其是中老年人，患的多是慢性病，中药调理更加有利于治疗。

6. 先用老药，后用新药 随着科学技术的进步，各种新药层出不穷，在特定方面的疗效十分显著。但是，由于缺少长期的实验观察，导致其毒性及副作用的认识并不完全。在市场上，部分新药经不起实践的检验，屡屡被淘汰。因此，中老年人在患病时最好优先选择老药，个别新药、特效药除外。

中老年家庭必备药箱清单

每个家庭都会自备一些药品，以便治疗一些常见疾病。尤其是中老年人家庭，能够方便特殊情况下的治疗，及时保障自身健康。

1. 常备内服药 中老年人常备内服药主要分为西药和中成药两部分。

（1）解热镇痛药，如退热片、复方阿司匹林、安乃近等。

（2）镇咳祛痰药，如必嗽平、橘红片等。

（3）抗高血压药，如卡托普利（巯甲丙脯酸）等。

（4）治疗消化不良药，如干酵母、胃蛋白酶等。

（5）治疗消化性溃疡药，如氢氧化铝等。

（6）抗心绞痛药，如硝酸甘油等。

（7）镇静催眠药，如安定等。

（8）抗生素类，如磺胺类药（复方 SMZ）、氟哌酸、黄连素、鱼腥草制剂等。磺胺药能抑制细菌繁殖，抗菌谱较广，可用于支气管炎、尿路感染、肠炎等，服时应多饮开水；氟哌酸治疗呼吸道感染及泌尿道、消化道感染；黄连素可治胃肠感染，如细菌性痢疾；鱼腥草主治呼吸道感染。

（9）常用中成药，如川贝枇杷露、抗感冒冲剂、三九胃泰颗粒剂、西瓜霜、三七伤约片等。

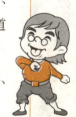

2. 必备外用药

（1）75％的医用酒精（即乙醇）60 毫升，可用于皮肤的消毒，有杀菌作用。

（2）1％～2％的龙胆紫（俗称紫药水）20 毫升（小瓶），有杀菌作用，并对糜烂、渗出液较多的创面有收敛作用。

（3）高锰酸钾结晶 5 克，用于化脓性皮肤病、受污染的创面、慢性溃疡的湿敷或浸泡。应特别注意的是，稀释后的高锰酸钾溶液（1∶5000）一定要呈淡粉红色，方能起到杀菌作用。

（4）金霉素眼药膏 1 支，用于结膜炎、角膜炎和沙眼等。

（5）氯霉素眼药水 1 支，用于结膜炎、角膜炎和沙眼等。

（6）0.9％的氯化钠溶液（即生理盐水）10 毫升，主要用于创面的清洗、湿敷，无杀菌或抑菌作用。

（7）麝香虎骨膏或伤湿止痛膏，用于关节肌肉酸痛。

（8）清凉油 1 盒，用于蚊虫叮咬。

（9）开塞露，为便秘时通大便。

3. 常用器具、敷料

（1）体温计 1～2 支。

（2）消毒药棉、纱布、胶布护创膏，浸湿酒精的消毒药棉球、消毒棉签适量。

（3）镊子2把，剪刀1把，小搪瓷碗或腰盆1个，有条件的可根据需要备有不同型号的一次性注射器各1～2副。

4. 外出必备药物

（1）晕车、晕船药。晕海宁，在上车、船前服1片，在上车、船后饭前再服1片，可防止头晕恶心；人丹，上车、船后取2～4粒含于舌下，可缓解头晕、胃肠不适；眩晕停，可每日服3次，每次25～50毫克。

（2）防治腹痛药物。颠茄合剂或阿托品片，可防治胃肠痉挛、绞痛等，但有青光眼的中老年人禁用。

（3）硝酸甘油片。有心绞痛的中老年人应随身携带，以防心绞痛发作。

（4）抗生素。黄连素、穿心莲、先锋霉素等可以防止各种感染，包括肠道感染，如痢疾、肠炎等。

（5）创可贴。防止碰、擦伤等，具有止血、消炎、保护作用。

（6）风油精。可缓解局部疼痛。

年老多病，谨防药物成瘾

在日常生活中，药瘾者多数是长期服用安眠药而导致的。由于工作和生活的不顺，很多人用安眠镇静药来缓解痛苦和忧伤，随着剂量的增加，逐渐陷入到成瘾的泥潭中，危害自身健康。

尤其是中老年人，随着年龄的增加，长期服用安眠药的人逐步增多。特别是遭遇丧偶、离婚或者疾病折磨时，容易导致生理和心理上的失衡，出现失眠、多虑或者精神失常等症状。当难以克服精神上的症状时，中老年人多数通过服用安眠镇静药来缓解压力，从而导致精神和药物依赖，危害身体健康。因此，中老年人在服用一些具有成瘾属性的药物时，应十分谨慎，加强控制，保证自身健康。

1. 安眠镇静药 第一类是苯二氮䓬类，目前最为常用，包括安定、三唑仑等。第二类是巴比妥类，目前临床很少应用，如苯巴比妥、硫喷妥钠等。长期服用大剂量镇静催眠药的老人，突然停药或迅速减少药量时，可发生戒断综合征。

治疗原则是用足量镇静催眠药控制戒断症状，稳定后，逐步减少药量到停药。关键在于预防戒断综合征发生，加强镇静催眠药的处方和管理，科学地使用、停用此类药物。

2. 含有咖啡因的药物 如常用的克感敏、快克、速效伤风胶囊、感康胶囊、复方阿司匹林、去痛片等感冒药中均含有咖啡因。在克感敏中加入咖啡因，可消除扑尔敏镇静、嗜睡的副作用。在复方阿司匹林中加入咖啡因，则是为了增加其镇痛效价。

短时间内服用含有咖啡因的药物，如半个月或1个月，都不可能产生药物依赖性。但如果长期服用或滥用此类药物，则可能对咖啡因产生精神依赖性，必须加以注意。

3. 含有可待因、阿片的镇咳药 目前市场上有多种复方镇咳药含有可待因成分，如联邦止咳露等。可待因的镇咳效果极佳，但可待因是20余种生物碱中的一种，与吗啡属同一类。口服可待因进入体内后，有10%的可待因代谢后转变为吗啡。复方甘草片、复方棕色合剂、复方桔梗片等，均含有阿片等成分。

可待因的镇痛作用仅为吗啡的1/12，镇咳作用为其1/4，持续时间与吗啡相似，欣快感和成瘾性也弱于吗啡。但久用也能成瘾，故应遵照医嘱，谨慎使用。

4. 中枢性镇痛药 例如吗啡、杜冷丁和强痛定。其中吗啡最易成

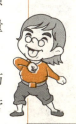

瘾，其次是杜冷丁，强痛定的成瘾性最小。连续反复多次应用此类镇痛药易产生耐受性和依赖性，一旦停药，即出现戒断症状，表现为兴奋、失眠、流泪、出汗、震颤、呕吐、腹泻，严重可致虚脱和意识丧失。若给予治疗量该类镇痛药，则症状立即消失。

　　成瘾者为追求服用此类药物的欣快感和避免停药所致戒断症状的痛苦，常不择手段获取吗啡，称为强迫性觅药行为，危害极大。故对此类成瘾性药物应严格控制使用。创伤病老人应慎用此类镇痛药，如病情需要，可以小剂量、短期应用，疼痛缓解后，应尽快停药，并且尽可能选用依赖性小的镇痛药。

第三章
完善的康复细节，让身体更强健

患病老人需注重科学饮水

当中老年人患上某种疾病后，饮水成为困扰很多人的问题。饮水量与饮水时间，成为饮水问题中的关键，而且不同疾病的饮水方式是完全不一样的。下面，为中老年人朋友介绍一些常见疾病的饮水方式：

1. **高血压、冠心病患者** 除了正常的饮水习惯外，清晨或者临睡前各饮水200毫升左右，可有效稀释血液，降低血液黏稠度，减少发病风险。

2. **胆结石、痛风、肾结石患者** 需要大量饮水，每天饮水量保持在2000～3000毫升以上。尤其是痛风病人，可以有效降低患者尿酸浓度，增加尿酸的排除。对于胆结石、肾结石患者来说，能增加结石排出机会。

3. **心肾功能不全患者** 注意记录出入水量，依据自身病情进行控制，禁止随意饮水，防止增加心肾负担，使病情加重。

4. **长期便秘的中老年人** 清晨空腹时，喝温淡盐水250～450毫升，能有效促进肠胃蠕动，使排便更加顺畅。

5. **糖尿病患者** 糖尿病患者会出现多饮、多尿的症状，但不要节制饮水，防止造成体内水电解质代谢紊乱，使血液中渗透压升高，造成高渗性昏迷。对糖尿病患者，应该进行综合治疗，待血糖下降后，自然不会出现多饮、口渴现象。

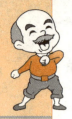

糖尿病的控糖小窍门

糖尿病是一种以高血糖为主要特征的代谢性疾病。近30年来，我国糖尿病患者的数量急剧上升，这与不健康的生活方式密切相关。随着生活水平的日益提高，以及运动时间的相对减少，导致糖尿病的发病率持续上升，极大地危害现代人的身心健康。糖尿病的早期症状为：

1. 饥饿多食 体内的糖分会随着尿液排泄出去，使得能量难以维持基本的身体需要，因而会出现饥饿感，食量大增。随着饥饿感的加强，很多不吃甜食的人开始大量进食甜食，从而导致易患糖尿病。

2. 手脚发抖、麻痹 糖尿病人会出现顽固性手脚发抖、麻痹、活动不灵便及阵痛感、下肢麻痹、腰痛、夜间小腿抽筋、不想走路、剧烈的神经炎性脚痛等症状，一经发现，应及时就医，以免延误治疗。同时，糖尿病患者应注意预防骨质疏松。

3. 疲劳、血压高、尿液发白 一般来说，糖尿病很难在第一时间被发现。如果经常感到乏力、疲劳，即使没运动也会感觉疲惫、双脚无力，尤其是上下楼梯，尿液呈白色，并伴有甜酸气味时，就应及时到医院检查，看是否患有糖尿病。

4. 体重下降 中老年人一般日渐肥胖，食欲并无明显变化。若发现体重明显下降，应及时到医院进行检查。

5. 眼睛疲劳，视力下降 眼睛易疲劳，视力大幅下降。当感到眼睛很容易疲劳，看不清东西，站起来时眼前发黑，眼皮下垂，视界变窄，看东西模糊不清，眼睛突然从远视变为近视或以前没有的老花眼现象等，要立即进行眼科检查，上述症状就是糖尿病会引起的视力障碍、视网膜出血、白内障、视力调节障碍等疾病的明显表现。

在饮食方面，糖尿病患者需要注意：

1. 及时吃早餐 经过了12小时之后，体内储存的糖原基本消耗殆尽，应及时加以补充，避免出现血糖过低的情况。当不吃早餐时，能量与营养素难以从午餐、晚餐中得到补充，增加患糖尿病的风险。

2. 起床半小时后吃 早餐时间应安排在起床半小时后15～20分钟为宜。坚持少食多餐，不宜吃得太晚，以免影响吃午餐。

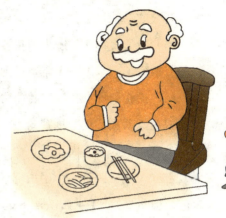

3. 种类要多而杂 早餐要注意营养，脂肪、蛋白质、碳水化合物等各种营养素都要摄入。蔬菜、水果、奶、蛋、谷类同样不可缺少，追求做法与搭配的多样性。

4. 主食控制在50～100克 主食的升糖效果明显，少吃或者不吃会使人变得迟钝，主食应控制在50～100克左右，经常更换花样。血糖不稳的糖尿病患者，早晨应测一下血糖，如果血糖高，先服用药物再吃50克主食；如果血糖低，可以先喝点水，吃点水果，再吃50～100克主食。

5. 少在外面吃 外面的早餐通常十分油腻，盐分过多，应少吃为好，尤其是煎饼、油条、豆腐乳、油饼等。实验表明，1根油条的油量，相当于一个人1天的食油量。

控糖小窍门：

（1）学会使用计步器。这种简便的用品能帮人计算每天平均走了多少步，然后可以制定更加科学的目标，在不断地增加中，达到健身目的。

（2）随身携带无糖口香糖。通过嚼无糖口香糖，能有效控制人们对零食的欲望。但每天咀嚼的数量不宜过多，每次宜在15分钟以内。

（3）饭量拳头量。每个人的双手其实就是极具个性的化学食物

"量器"。通过双手的测量，可以将自己的饭量掌握在自己的手里。糖尿病患者不用担心手掌的大小会导致测量不准，人的身高有高有矮，自己手掌衡量的量就是适合自己的量。碳水化合物选用相当于自己2个拳头大小的淀粉类食物，如馒头、花卷、米饭等，就可以满足一天碳水化合物的需求量了。水果一天需要量则相当于1个拳头大小。

下面，推荐3种自我按摩的疗法：

①抱腹颤动法：双手抱成球状，两个小拇指向下，两个大拇指向上，两掌根向里放在大横穴上（位于肚脐两侧一横掌处）；小拇指放在关元穴上（位于肚脐下4个手指宽处）；大拇指放在中脘穴上（位于肚脐上方一横掌处）。手掌微微往下压，然后上下快速地颤动，每分钟至少做150次。此手法应在饭后30分钟，或者睡前30分钟做，一般做3~5分钟。

②叩击左侧肋部法：轻轻地叩击肋骨和上腹部左侧这一部位，约为2分钟，右侧不做。

③按摩三阴交法：三阴交穴位于脚腕内踝上3寸处，用拇指按揉，左右侧分别做2~3分钟。

泡脚和泡腿配合按摩效果会更好，可以增加按摩的作用。以上疗法每天做1~2次。只要能长期坚持就能有效控制糖尿病进一步恶化。

慢性支气管炎的治疗及康复

中老年慢性支气管炎、肺气肿是慢性呼吸性疾病，患病率很高。最新的调查结果显示，我国的患病率约为4%左右，50岁以上的人群中，患病率超过15%。中老年慢性支气管炎和肺气肿具有病程长、治疗难度大的特点，最终会导致呼吸功能丧失。世界卫生组织表示，每年死于该病的人数远超过肺部肿瘤。所以，中老年慢性支气管炎、肺气肿患者应当注重康复治疗，改善呼吸功能和活动能力，努力提高个人生活质量。

该病的主要病因分为内因和外因：

1. 内因

（1）呼吸道局部防御以及免疫功能逐步降低。难以形成完善的呼吸防御，对吸入的空气缺少过滤、湿润和加温，难以净化和排除异物以及分泌物。

（2）植物神经功能失调。当呼吸道副交感神经反应增高时，微弱刺激能引起支气管收缩痉挛，分泌物增多，而导致咳嗽、咳痰、气喘等症状。

2. 外因

（1）长期吸烟。中老年人吸烟时间长，烟量大，患病的概率随之偏高。当戒烟后，症状会明显减轻或消失，时间一长，痊愈的可能性增大。

（2）病毒及细菌感染。这二者是慢性支气管炎发生及发展的主要因素。医学认为，感染是造成慢性支气管炎病变加剧的重要因素。

（3）气候。寒冷的天气是慢性支气管炎急性发作的主要诱因。

（4）过敏因素。调查结果显示，喘息性支气管炎多与过敏有关，如真菌、细菌、尘埃、寄生虫及花粉等，过敏时可能会致病。

（5）理化因素。如大气污染（臭氧、二氧化氮、二氧化硫）、粉尘、烟雾等慢性刺激，都能成为诱发慢性支气管炎的因素。

慢性支气管炎的症状主要有3种：

1. **咳嗽** 早晨咳嗽最为严重，白天反而较轻，睡前有阵咳或排痰。
2. **咳痰** 清晨排痰较多，痰液多为白色黏液或浆液泡沫性，有时会带血。若出现反复咯血，可能存在患有肿瘤的风险。
3. **气急或喘息** 早期无气急现象，发作数年或并发阻塞性肺气肿时，会出现轻重程度不等的气急。

针对慢性支气管炎的病因、病期及反复发作的特点，可以采取防治结合的措施，及时控制疾病的蔓延和发展。为了有效治疗慢性支气管炎，康复护理是非常重要的，主要分为5个方面：

1. 耐寒锻炼 出现感染的患者，机体免疫功能会逐步下降，导致耐寒能力减弱，同时怕受凉，穿衣多、易出汗。对气候的适应能力较差，容易发生呼吸道感染。适当地进行耐寒锻炼能有效提高机体的防御能力，增加呼吸道免疫力，降低呼吸道感染的概率。一般来说，耐寒锻炼从夏季开始，逐步增加户外活动时间，到了冬天也要坚持，逐步延迟穿棉衣戴口罩的时间，当然要及时增减衣服，防止感冒。特别注意，耐寒锻炼要适度，不能过劳，要遵循医师的建议。冬季寒冷季节，不宜晨练。

2. 加强营养 慢性支气管炎患者因病程较长，肠胃功能弱，进食少，能量消耗大，容易缺乏营养，微量元素不足，导致患者的抵抗力下降以及治疗效果的减弱。因此，在日常饮食中，应该增加热量的摄入。当中老年患者出现脂肪代谢紊乱时，应注意限制动物性脂肪的摄入量。注意多吃新鲜蔬菜和水果，适当补充维生素、微量元素以及氨基酸。

3. 增强细胞免疫功能 进行转移因子、卡介苗、干扰素、扶正固本和支气管菌苗等中药治疗，能增强机体免疫力，有效预防呼吸道感染。慢阻肺患者最好在每年冬天注射一次流感疫苗，降低流感引发疾病的可能性。肺炎球菌疫苗，对预防肺炎有好处，可以每5年注射1次，能有效缓解慢阻肺急性加剧。

4. 合理应用吸入疗法 哮喘治疗的最佳给药途径是吸入给药。《中国支气管哮喘防治指南》和《全球哮喘防治创议》中，都将吸入疗法作为主要的治疗方法。通过吸入疗法的治疗，患者完全可以过上和正常人一样的生活。

5. 其他辅助疗法 其中，戒烟是最迫切的治疗手段，长期吸烟对呼吸系统的损害极大；注意环境保护，避免粉尘、烟雾或刺激性气体对呼吸道的影响；进行腹式呼吸训练，重建生理性腹式呼吸；睡前服用制酸剂，降低胃酸。

脂肪肝需"三分治，七分养"

很多人会认为，脂肪肝是一种富贵病。其实不然，过度减肥也会导致脂肪肝。当过度减肥时，蛋白质和热量不足，肝区载脂蛋白合成也会减少。而载脂蛋白如同一只小船，负责运送甘油三酯。当"交通运输工具"减少时，"运载量"也会下降，"货物"便会产生堆积。如果没有得到及时治疗，便会导致肝功能的恶化。

伴随着年龄的增加以及生活压力的加重，很多人会感觉身体不适，内脏功能会逐步退化，进而出现脂肪肝。很多中老年人患上脂肪肝后，苦于无法得到有效的治疗，显得十分困惑。中医讲究"三分治，七分养"，对脂肪肝的康复调理同样十分有效。其中，良好的生活习惯和得当的保健措施是治疗脂肪肝的有效手段。

为此，专家建议采取"饮食、精神、运动、防护"四管齐下的方式，养肝护肝。

1. 饮食调养

（1）以清淡平和、营养丰富均衡为宜，食物中的蛋白质、碳水化合物、脂肪、维生素、矿物质等要保持相应比例。适当吃些酸的、性味甘甜的食物，避免多吃油腻、油炸、辛辣食物，以免加重肝脏和胃肠负担。

（2）多喝温水，增强血液循环，促进新陈代谢，减少代谢产物和毒素对肝脏的损害。

（3）少吃不洁、半生水产品。进食不干净的海鲜，容易感染急性甲型或戊型肝炎。

（4）多吃新鲜时令蔬菜瓜果，还可多吃些具有泄肝作用的食物，比如：鲜芹菜、菊花茶等，但有肝源性糖尿病患者吃水果应注意血糖水平。

（5）肝炎急性期应少些蛋白质，不可补充过多，否则可能加重肝脏负担。肝炎恢复期，可补充蛋白质丰富的牛奶、瘦肉、兔肉、鱼肉及猪肝等，植物蛋白以豆类为佳。

（6）早期肝硬化及肝硬化腹水病人可给以优质高蛋白饮食；晚期肝功能差，并有肝昏迷倾向者应给以低蛋白饮食，一般以碳水化合物为主，比如：果汁、面条和饼干等，配合适当的维生素摄入，经常吃一些新鲜蔬菜水果。此外要禁酒。

2. **精神调养**　注意情志养生，学会制怒，尽力做到心平气和。

3. **运动防护**　初夏适宜散步、做操、踏青、打太极拳、放风筝等，慢性肝病患者不宜剧烈运动。

4. **防治病菌护肝**

（1）防止肝炎上身：注意个人卫生，饭前便后洗手。皮肤有破口时到公共场所不要到处乱摸，否则乙肝、丙肝等病菌可能从破损处通过血液或体液进入人体，造成感染，避免"病从口入""病从血入"。

（2）接种乙肝疫苗：建议在肝病高发季节，未接种乙肝疫苗的中老年人及时补种。如果发现乙肝，应全家体检，未感染者积极接种乙肝疫苗。

（3）有慢性肝病史及"大三阳""小三阳"者，注意定期复查。如果出现容易疲劳、两胁疼痛、食欲减退、怕吃油腻食物等症状时，则表明肝功能损害已较严重，除及时检测肝功能和病毒载量外，还要及时治疗。

第八篇　中老年人医疗用药注意事项

适当食用具有祛脂作用的食品，比如：燕麦、玉米、海带、牛奶、红薯等。还可常吃些紫菜、黑木耳、薏米、绿豆、魔芋，也有保肝祛脂作用。下面，为中老年朋友推荐几种脂肪肝食疗方：

（1）生楂饮：取生山楂30克，每日煎水代茶饮，有消食和胃、降脂降压、减肥等功效，适用于肥胖性脂肪肝。

（2）芹菜炒香菇：芹菜400克、香菇50克同炒，用于脂肪肝兼有高血压患者。

（3）蘑菇烧豆腐：嫩豆腐250克，鲜蘑菇100克。砂锅内放入豆腐片、鲜蘑菇片、盐和清水，用中火煮沸后，小火炖15分钟，加入调味品即可。有补气益胃、化痰理气等功效。

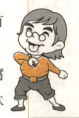

（4）决明子降脂粥：先将决明子15克、白菊花10克煎煮取汁，用药汁与山楂50克、粳米100克煮成粥。

常年卧病在床，用砂糖治褥疮

患有中风、糖尿病、半身不遂等疾病，很可能让中老年人长期卧病在床，出现褥疮溃疡，令患者苦不堪言。那么，褥疮是如何产生的呢？

压疮，又称压力性溃疡、褥疮，局部组织长期受压，发生持续缺血、缺氧、营养不良而致组织溃烂坏死。在康复治疗和护理中，皮肤压疮是一个普遍性的问题。形成压疮的原因，主要有3个方面：

1. 压力因素

（1）垂直压力。局部组织长期遭受持续性垂直压力是造成压疮的最主要原因，尤其是身体骨头粗隆凸出处。如果长期坐轮椅、卧床、石膏内不平整、夹板内衬垫放置不当或者局部长期承受超过正常毛细血管的压迫，都可导致压疮。

（2）摩擦力。皮肤易受到床单或轮椅表面的逆行阻力摩擦，损害

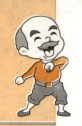
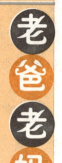

皮肤角质层,在受到汗、尿、大便等浸渍时,较易产生压疮。

(3)剪力。所谓剪力,即一个作用力施加于物体,导致一个平行反方向的平面滑动,由垂直压力与摩擦力相加而成。与体位密切相关,比如平卧抬高床头时身体下滑,床铺与皮肤出现摩擦力,再加上皮肤垂直方向的重力,易导致剪力的产生,引起局部血液循环障碍,从而发生褥疮。

2. 营养状况 缺乏营养是发生褥疮的内在因素,常见于年老体弱、极度瘦弱、瘫痪、昏迷等病人。当出现全身营养障碍时,会导致营养摄入不足,蛋白质合成减少,皮下脂肪减少、负氮平衡、肌肉萎缩,受压之下,骨隆突处皮肤要承受突出对皮肤的挤压力以及外界压力,使脂肪组织和肌肉缺乏保护,血液循环出现障碍,从而导致褥疮的发生。

3. 皮肤抵抗力下降 长期受潮湿或者摩擦等物理性刺激,会导致皮肤抵抗力下降。

对于褥疮,用白砂糖进行治疗是一种简单易行、疗效确切的方法。具体的做法为:用普通食用白砂糖覆盖在溃疡面,并用纱布适当加压包扎,每天更换一次。

白砂糖治疗皮肤溃疡,源于清代王清任《医林改错》中的"木耳散",即将木耳焙干研末后加等量白糖,用温水调匀外敷于皮肤溃疡处。邓铁涛《诊余医话》里列出单独用白砂糖来治疗皮肤溃疡的病例。经过现代医学临床验证,发现其疗效确实十分显著,可行性很强。

第八篇　中老年人医疗用药注意事项

第四章
储备一定的医疗急救知识

煤气中毒的急救方法

日常生活中的煤气中毒，便是一氧化碳中毒。煤气中毒对人体的危害很大，会导致出现心慌、头晕等症状，甚至还会出现四肢软瘫、血压下降等情况。在生活中，除了要做好必要的预防工作，还要了解一些日常的煤气中毒急救方法。

煤气中毒，也就是一氧化碳中毒，而一氧化碳是一种无色、无味的气体。通常情况下，冬季烧煤取暖、煤气管道泄漏、使用热水器是造成中毒的主要原因。由于一氧化碳与血红蛋白的亲和力比氧气更强，人体在大量吸入一氧化碳之后，会形成碳氧血红蛋白，导致急性血液型缺氧。缺氧会导致中枢神经系统受损，易发生脑血管痉挛、脑水肿而死亡。

依据吸入量的多少，煤气中毒有轻、中、重度之分。轻度煤气中毒患者会出现头晕、头痛、心慌、胸闷、腿软、眼花等症状，只要及时离开中毒环境，吸入新鲜空气，便能有效缓解中毒症状；中度煤气中毒患者会出现呼吸、脉搏加快，全身无力，四肢冰凉，嗜睡等症状。此外，患者的胸部、嘴唇以及四肢皮肤会出现潮

239

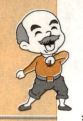
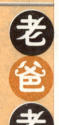

红,与樱桃的颜色相似。此时,让患者离开中毒环境,吸入新鲜空气,便能很快苏醒,留下后遗症的可能性较小;重度煤气中毒患者深度昏迷,呼吸浅快,四肢瘫软,大小便失禁,血压下降,瞳孔由小变大,失去对外界的反应。即使抢救成功,出现精神障碍后遗症的可能性也较大。

煤气的中毒程度与所处中毒环境时间长短及煤气浓度高低密切相关,因此,当发现中老年人出现煤气中毒时,应立即进行抢救。当然,急救要做到科学有序,按照既定步骤进行:

(1)立即打开门窗,将患者转移到室外空旷的环境中,解开衣扣。

(2)查看患者呼吸是否正常,如发现口、鼻中有分泌物,及时清除掉,使患者能够正常呼吸。如果出现呼吸停止及呼吸浅表时,立即进行人工呼吸。具体的做法为:使患者仰卧,解开紧身衣服和衣领,一只手紧捏患者的鼻孔,另一只手托起病人下颌,使其头部充分后仰,并用这只手翻开患者嘴唇,施救者吸足一口气,对准患者嘴部大口吹气。吹气完毕后,立即放松捏鼻的手,使气体从患者肺部排除。反复进行数次,直至病人呼吸正常或者出现死亡症状便可停止。

(3)为患者盖上毛毯或者大衣,防止其受凉而感冒,或者发生肺炎。如果患者能饮水,可给予热糖茶水或者其他热饮料。

(4)患者如果出现昏迷不醒的症状,可用手指尖使劲掐其人中(鼻唇沟上1/3与下2/3交界处)、十宣(两手食指尖端,距指甲约0.1寸处)、劳宫(在手掌心,当第2、3掌骨之间偏于第3掌骨,握拳屈指时中指尖处)、涌泉(在足底部,蜷足时足前部凹陷处,约当足底第2、3跖趾缝纹头端与足跟连线的前1/3与后2/3交点上)等穴位。

对于轻度患者,简单地处理之后,基本能够恢复正常的生理状态;对于中、重度患者,紧急处理后立即送往医院进一步抢救治疗,同时注意在途中进行不间断的抢救。

学会咳嗽，能绝境逢生

在一次欧洲心脏学会年会上，波兰佩泰伦兹医生表示，在西方国家，每年平均每1000人中就有1人死于心脏骤停。经过大量的研究，医生发现如果在突发心脏病时能较好地控制咳嗽的强度和时间，心脏便能如同泵一样工作，将血液输送至大脑及其他器官，从而缓解紧急症状，使患者保持足够时间的清醒意识，从而能够进行自救。

佩泰伦兹医生表示，在突发心脏病时，应每隔1~2秒咳嗽一次，每五声后停一下。同时，佩泰伦兹医生对100名心脏病人进行了咳嗽培训，教会他们在心脏病发作时咳嗽。实践表明，在376次心脏病突发情况中，有297次成功阻止了心脏病发作，只有79次发作后依然需要进行医疗救护。

咳嗽，是一种气管或咽喉受刺激而引发的症状。尤其是对中老年人，咳嗽是一种非常有效的自救方法，对于晕厥和心脏意外等意外情况功效显著。

1. 预防心脏猝死 心脏生物电活动紊乱，能引发心脏停搏或心律失常，导致心脏猝死。一般情况下，毫无预兆，短时间便可发生。除非随身佩戴自动除颤起搏器，否则凶多吉少。

对于这种短时间发生的紧急状况，患者难以向外界求助，只有进行自救，而最可行、有效且迅速的方法便是大声咳嗽几声。咳嗽能产生一定的动力能量，随后转化为生物电流，为心脏带来一次复苏机会，与胸外心脏搏击复苏术作用相仿。

当发生这种紧急情况时，通常为患者留有几分钟的急救时间，再加上本能的求生欲望，会使患者爆发出巨大的能量，从而能够争分夺秒地大咳几声。但与任何现代心脏急救方法的效果相比，这种紧急自救方法都是十分有效的。

2. 预防直立性晕厥 中老年人，尤其是心脑血管病人，心血管的顺应与调节性很差，难以适应突发的变化。当卧床较久或者突然站起来时，会引起体位性低血压，诱发脑缺血，易晕厥。为了防止这种突发情况的发生，起来时可以使劲咳几声，能有效预防晕厥。

通过咳嗽，能挤压肺循环，使血液流入心脏，血压上升，改善大脑供血状态。尤其是有过类似紧急情况的中老年人，不妨试一试，或许可以起到很好的作用。

掌握心肺复苏术

心肺复苏术，简称CPR，是指当患者心跳停顿及呼吸终止时，兼用人工呼吸及心外按摩来实施急救的一种技术。心搏骤停一旦发生，得不到及时抢救复苏的话，5分钟左右之后会造成脑部及其他身体器官不可扭转的损害。鉴于此，在发生心搏骤停后，心肺复苏术必须在现场立即进行。

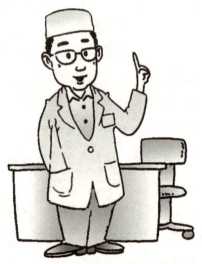

在发现中老年人心跳呼吸骤停后，立即将其仰卧，松开衣领和裤带，并实施CPR，直至患者恢复正常的生理状态，或者等待专业的救护人员抵达现场。发生心脏骤停后，立即以徒手的方式争分夺秒地展开复苏抢救，以使患者心、脑及其他生命器官获得紧急供氧，恢复生命特征。

下面，为您介绍CPR的具体操作流程：

1. 评估意识 施救者在确认现场安全后，轻拍患者肩膀，大声呼喊

"你还好吗?"并检查其是否有呼吸。如果发现无呼吸,立即启动应急反应机制。

2. **求救** 立即拨打120,保持冷静,待120调度人员询问清楚后再挂断电话,最好请求旁人进行。此时,施救者立即进行心肺复苏术。

3. **脉搏检查** 对于非专业人员,如果发现患者无呼吸、无反应,就可立即进行心肺复苏术。对于专业人员,如果10秒内仍不能确定有无脉搏,也应立即进行心肺复苏术,争夺最佳的救援时间。

4. **胸外按压** 将患者仰卧于平地上,施救者采用跪式或者踏脚凳等体位,将一只手的掌根放在患者胸部中央、胸骨下半部上,另一只手的掌根置于第一只手上。按压时,双肘要伸直,垂直向下用力按压,频率不能少于100次/min,下压深度至少为125px,按压后要让胸廓完全恢复。按压时间与放松时间要大致相等,掌根不能离开胸壁,以防按压点移位。

美国心脏协会认为,应当在通气前进行胸外按压。胸外按压能产生血流,应尽量避免延迟和中断胸外按压。

5. **开放气道** 将一只手置于患者的前额,手掌逐步推动,使头部后仰。另一只手的手指置于骸骨的下颌下方,提起下颌,使骸骨上抬。在开放气道的同时,注意用手指挖出患者口中的异物或者呕吐物,拿出假牙。

6. **人工呼吸** 将患者仰卧在平地或者硬板上,托住颈部使其后仰,注意清洁口腔,及时排除气道异物。施救者用中指和食指捏紧患者鼻孔,双唇将患者的口完全包住,吹气1秒钟以上,使胸廓扩张。吹气完成后,放开捏鼻子的手,使患者的胸廓能依靠弹性自主回缩呼气,保持均匀吸气。然后,再重复上述动作数次。

在意识丧失的3~5分钟内,如果能立即进行CPR及除颤,患者的存活率将会大大提高。

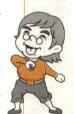

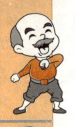

突发心脏病的急救措施

心脏病多数来势凶猛,处置不当会有生命危险。因此,在发作时不要慌张,保持镇静,按照既定的步骤展开急救。

当出现胸闷及胸部剧烈疼痛时,应该立即调整体位,保持安静及相对缓和的姿势。尤其是脸色苍白,并且出现休克症状时,应立即拨打120。当然,采取缓和的措施之后,即使有所好转,也应到医院进行必要的检查,以便及时排除隐患。在冠心病中,心绞痛与急性心肌梗死是两种主要的疾病类型,都是心肌缺血所致。

1. 心绞痛 当胸部出现被绳子捆绑似的难受时,有可能是心绞痛。在初发时,应保持安静,持续10分钟以上时,应立即呼叫救护车进行抢救。

(1) 保持平静,不要慌张,松开领带、纽扣、皮带,慢慢调匀呼吸。

(2) 就近坐下,注意调整呼吸节奏,等阵痛期过。

(3) 保持室内空气流通以及合适的温度,注意患者情绪的安抚,尽量使其稳定下来。

当然,当身体调整不明显时,可以服用一些药物。在复发的时候,服常备药:

(1) 将硝酸甘油含在舌下,约3～4分钟便能起作用。

(2) 服药后效果不明显时,立即呼叫救护车,以防心肌梗死的可能。

2. 心肌梗死 当心前区或者胸骨后骤然出现持续性疼痛,并且伴有全身抽搐、呕吐、意识模糊,甚至于休克时,极有可能出现了心肌梗死。出现上述情况时,应立即采取相关措施。

(1) 时刻关注患者的病情变化,呼叫救护车。

（2）松开裤带、纽扣、领带等，使患者保持在最舒适的体位，保持安静，注意缓和患者的紧张情绪。

（3）可服硝酸甘油，如果是心绞痛，能迅速缓解疼痛感。

当这种疼痛感加剧，并且转移至左腕及左手背部，脸色苍白，脉搏异常时，注意调整患者姿势，等候救护车的到来。

（1）旁边有桌子的话，让患者伏在桌子上，双手当作枕头。

（2）让患者倚靠在被子上。

（3）使患者仰卧，垫好枕头，适当抬高脚跟。

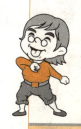

科学急救中风病人

脑血管疾病，具有发病急、病情重、发展快等特点，多发于日常生活中。倘若得不到及时的治疗或者急救措施不当，极易导致病情恶化，危及生命。因此，科学、恰当、及时的家庭急救，能大大降低脑血管疾病发作的死亡率。下面，介绍一些操作性强的家庭急救措施。

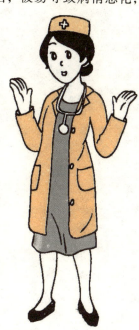

（1）当患者发病后，保持镇静，切勿慌张混乱，以免影响到病人的情绪。不要尝试叫醒患者而大喊大叫或者晃动其身体，尽量让患者平卧，及时拨打120。

（2）未经确切诊断前，不要胡乱用药，缺血性中风与出血性中风的用药是完全不一样的。

（3）正确搬运患者，不要盲目乱动。即使出现跌倒等行为，也不要立即将其扶起，最好多人将其平托至床上，保持头部略高，避免晃动。松开患者的领带、裤子和纽扣，拿出假牙。

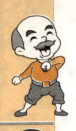

如出现呕吐，将其头部偏向一侧，防止呕吐物堵塞气管。抽搐发作时，注意用木条或者筷子裹上纱布置于患者上下牙之间，避免其咬破舌头。

（4）尽可能减少患者移动，使用卧式担架。避免头部颠簸，用双手托住，头部朝上，脚朝下。

（5）对于危重病人，需立即拨打120请求专业人员进行急救，不要擅自急于送往医院。

（6）保持空气的畅通与新鲜，注意患者保暖，不要使其受凉。

（7）不要听信放血治疗的偏方，应及时送往医院治疗。

第九篇 中老年人最常见的病理细节

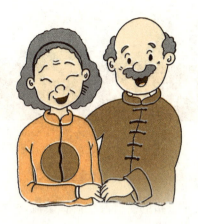

高血压、高血脂、冠心病、糖尿病和老年性白内障是最为常见的中老年疾病。与其他慢性病不同，这些疾病易引发其他并发症，对人体危害极大。因此，及时的预防是应对中老年疾病的重要方法。针对这些疾病，有专门的养生保健方法，比如民间验方、运动疗法、按摩疗法等。

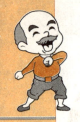

第一章
降低高血压的秘方

高血压的病因及症状

关于高血压，先从血压说起。血压，指的是血液在血管中流动时冲击血管壁所引起的压力。当心脏收缩送出血液，血管所承受的最大压力，称为"收缩压"，也称"高压"；当心脏放松时，血液因血管自身弹性而继续向前流动，血管承受的最低压力，称为"舒张压"，也称"低压"。那么，什么是高血压呢？

一般来讲，高血压是人体舒张压与收缩压升高所带来的一系列改变，并不只是血压的升高，还指其所引起的血管、心脏、脑、肾等器官所出现的生理或病理性异常的全身性疾病，通常会引起心、脑、肾并发症，约占高血压患者的90%以上，是引发冠心病、脑卒中的主要危险因素。

人的血压在一定范围内波动，受年龄、环境、精神等内外环境影响。在整体人群中，血压水平随年龄的增长而逐步升高，尤其是收缩压。50岁之后，舒张压开始呈现出下降趋势，脉压也随之加大。因此，高血压与正常血压的判断标准一直在变化。所以，医生在参考血压标准时，需要依据患者的具体情况判断出最合适的范围，然后采取相应的治疗措施。

中国高血压治疗标准：

类别	收缩压/mmHg	舒张压/mmHg
正常血压	<120	<80
正常高值	120～139	80～89
高血压	≥140	≥90
1级高血压（轻度）	140～159	90～99
2级高血压（中度）	160～179	100～109
3级高血压（重度）	≥180	≥110
单纯收缩期高血压	≥140	<90

高血压患者心血管危险分层标准：

其他危险因素和病史	血压水平		
	1级	2级	3级
无其他危险因素	低	中	高
1～2个危险因素	中	中	极高危
≥3个危险因素或糖尿病或靶器官损害	高	高	极高危
有并发症	极高危	极高危	极高危

根据最新的诊断标准，在排除内外因素干扰的情况下，当收缩压≥140mmHg或舒张压≥90mmHg（不同日期的3次测量平均数）时，便可诊断为高血压。临床上高血压主要分为两种：原发性高血压与继发性高血压。原发性高血压是一种以血压升高为主要临床表现，但病因尚不明确的独立疾病；而继发性高血压，也被称为"症状性高血压"，病因明

确，但高血压只是该疾病的临床表现之一，血压可持续性或暂时性升高。

一般来说，继发性高血压患者较少，多是原发性高血压。原发性高血压难以找到特定的原因，但与遗传、年龄、环境、体重、生活习惯等因素密切相关。

高血压的症状因人而异，早期可能并无明显的异常，仅仅会在紧张、劳累或者情绪波动后出现血压升高，经过休息，会恢复正常。随着病程的延长，血压会出现明显的持续升高迹象，逐步开始出现相关症状，被称为"缓进型高血压病"。缓进型高血压病的主要症状为：头晕、头痛、胸闷、乏力、夜尿增多、记忆力减退、注意力不集中以及四肢麻木等。当血压继续升高至一定程度时，会发生呕吐、眩晕、心悸、剧烈头痛等症状，严重的会出现抽搐、神志不清。

高血压不仅是一个独立的疾病，还是肾功能衰竭、脑卒中、心脏病等疾病的主要诱发因素。目前，心脑血管疾病逐渐成为现代人生命的头号敌人。在我国，现有数百万的脑卒中患者，基本丧失劳动能力，随之而来的是生活质量的大幅降低，以及沉重的社会和家庭负担。由高血压及其并发症所消耗的医疗费用是相当惊人的，再加上高发病率、高致残率、高死亡率，已经由单纯的个人和家庭因素，转化为严重的社会问题。

治疗目的及主要药物

降压治疗的最终目的是减少高血压患者心、脑血管疾病的发生率与死亡率。进行降压治疗时，应该明确血压控制的目标值。此外，高血压患者通常与糖尿病、肥胖、高胆固醇血症等心脑血管的危险因素并存，应该注重协同控制各种危险因素,讲究综合性。

1. 改变生活习惯　逐步减少钠盐和脂肪的摄入,注意补充钙和钾盐,加强体育锻炼。禁止吸烟,限制饮酒,保持健康的生活习惯。

2. 因人而异的血压控制标准　由于病因、发病机制以及个人身体素质的不同,在临床用药时应该区别对待,根据个体状况选择最佳的药物剂量以及治疗方案,以争取最好的治疗效果。

3. 协同控制多种心脑血管危险因素　降压后,血压会控制在正常的范围,但其他危险因素依然存在,需要引起足够的重视。

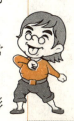

降压药,也称抗高血压药,是一种能控制血压的药物,主要通过影响内皮素系统、肾素-血管紧张素-醛固醇系统和交感神经系统,对血压的生理调节起重要作用,从而发挥出降压效应。治疗高血压的药物主要分为西药和中药两种,应根据患者的病情,作出最合理的选择。

1. 西药降压

(1) 利尿降压药:氢氯噻嗪、阿米洛利、螺内酯、呋塞米等。

(2) 交感神经抑制药:可乐定、利美尼定、利血平、胍乙啶、普萘洛尔等。

(3) 肾素-血管紧张素-醛固醇系统抑制药:卡托普利、坎地沙坦、雷米克林等。

(4) 钙拮抗药:硝苯地平、左旋氨氯地平、地尔硫卓、维拉帕米、肼屈嗪、硝普钠等。

2. 中药降压　中成药有复方罗布麻片,口服,每日3次,1次2~3片。

中草药有:罗布麻、豨莶草、夏枯草、钩藤、杜仲、决明子、石决明、青木香、地龙、葛根、黄芩、山楂、生地黄、昆布、丹参、吴茱萸、生槐花、梧桐叶等。

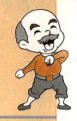
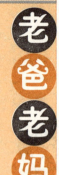

中草药配方及其他治疗方法

1. 中草药配方

（1）一贯煎：生地黄、熟地黄、麦冬、沙参、女贞子、旱莲草、怀牛膝各15克，甘草、当归、枸杞、制首乌、川楝、白蒺藜各10克。水煎服，每日1剂，分2次服。主治肝肾阴虚证，具有补益肝肾的作用。

（2）二仙汤：桑寄生、怀牛膝各15克，仙灵脾、仙茅、当归、黄柏、知母、巴戟天各10克，甘草6克。水煎服，每日1剂，分2次服。主治阴阳两虚证，具有滋阴补阳的作用。

（3）钩藤25克，荷叶、苦丁花各20克，用水冲泡，作茶饮，可长期饮用。具有降血压、清肝降火的作用。

（4）绿豆衣（绿豆外皮）、菊花各500克，放在枕芯中，用作枕头。

（5）鲜小蓟捣烂成汁，添加白糖，每日3次，每次3匙，能治疗高血压，清热利湿。

（6）花生叶90克，水煎代茶饮，能降血压。

（7）槐花、菊花各15克，水煎代茶饮，对高血压患者的头晕面赤效果显著。

（8）猪苦胆1个，装入绿豆，烘干研末，每日2次，1次5克，开水冲服，能清火明目。

（9）花生全草40克左右，即花生长出的幼苗，包括根部，水煎代茶饮，每日1剂，2周为1个疗程。当血压降至正常范围后，可不定期服用。

2. 泡脚疗法

（1）臭梧桐250克，侧柏叶100克，桑叶50克。放入锅中，加入适量水，煎煮半小时，去渣取汁。然后，与1500毫升开水同入脚盆中，先熏蒸再泡足。每天1次，每次40分钟，每个疗程20天。

（2）槐米100克，野菊花80克，苦丁茶5克。放入锅中，加入适量水，煎煮半小时，去渣取汁。然后，与1500毫升开水同入脚盆中，先熏蒸再泡足。每天1次，每次半小时左右，每个疗程20天。

3. 自我按摩疗法

（1）按压百会穴（后发际正中上7寸，当两耳尖直上，头顶正中）50次，注意控制力度，以胀痛为宜。

（2）按揉颈部的人迎穴（位于颈部，前颈喉结外侧大约3厘米处）、天鼎穴（颈侧面，扶突穴直下1寸，当胸锁乳突肌后缘处）、天柱穴（后头骨正下方凹处）、腿部的足三里穴各50~100次，力度以人体感觉酸痛为宜。

（3）搓揉涌泉穴（在足底部，蜷足时足前部凹陷处）100次，感觉有气感便好。

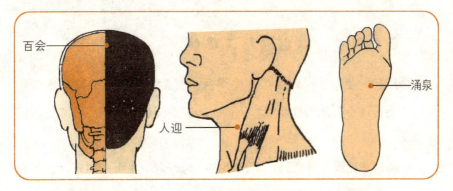

4. 膳食疗法

（1）嫩豆腐250克，小白菜100克。将小白菜与嫩豆腐炖汤，加入适量味精、细盐、小麻油，经常食用，具有降脂、降压功效。

（2）黑木耳5克，适量冰糖。木耳需用清水浸泡1夜，洗净后在饭锅上蒸1~2小时，再加入冰糖，睡前服用。

（3）绿豆、菠菜各50克，银杏叶20克，大枣10枚，煮汤服用，具有补心血、养心气、通脉降压等功效，适合冠心病和高血压患者。

（4）醋、糖浸泡大蒜瓣，1个月以上，每天吃6瓣蒜，并饮汁20毫升，连续1个月，对治疗顽固性高血压效果显著。

（5）花生米250克，足量食醋，以醋完全浸泡花生米为度，不要去皮，密封1周后食用。睡前服3粒花生米，1个疗程为半个月，止血、降压、降胆固醇作用明显。

（6）麻油、菠菜适量。将菠菜放入沸水中烫3分钟，用麻油拌食，每日2次。也可以选择效果更好的芹菜。

（7）梨500克，山楂200克，白糖适量。山楂洗净去核。削去梨皮和核，切成长丝放入盘中。在锅中放入少量水和糖，熬至黏丝时，放入山楂炒至糖入其中，然后将山楂围在梨丝四周。

（8）熟苹果适量，洗净后去皮，绞汁，每次100克，每日3次。

合理用药，做好预防与保健

降压药的使用，容易存在一些误区，需要引起注意，只有合理用药，才能更加有效地治疗疾病。下面，为高血压患者介绍一些常见的用药误区：

1. 身体感觉难受才吃药　不持续的吃药，会使血压来回升降，不利于血压稳定，易引发心脑血管意外。

2. 不停地换药　服用降压药不能急于求成，要循序渐进地进行，保持平稳地降压，以免造成其他身体器官和组织的损害。

3. 宁信广告，不信医生　尤其是高血压患者，个体病情差异较大，需要听从医生的建议，不要盲目跟从广告的宣传，切忌跟风吃药。

4. 不测血压 服用降压药,不仅以自身感觉为主,更重要的是要每天测量血压,保证及时了解降压效果。一般来说,起床后测量血压较为准确。

5. 太关注副作用 每个药物都会存在副作用,只是针对一些特殊的患者,不必过于在意。

6. 不注意用药时间 每天24小时,血压会出现不断的波动。尤其是早晨,血压易到达高峰,此时服用效果最好。而晨练完或者吃完早饭后服降压药,容易导致意外情况的发生。

除了服用药物,自我预防与保健同样十分重要。在生活中,注意饮食结构和作息习惯的调整,加强运动,保持健康的体魄。中老年人每天睡眠时间不能少于7小时,注意早睡早起,保证充足的睡眠和休息,适当运动。积极参加各种社区活动,注重调节自身心理状态,保持情绪的稳定。坚持服药,不能随意停止或者改变药物服用时间和剂量,每天测量血压,做到心中有数。饮食宜清淡,多吃水果和蔬菜,建议戒烟戒酒。

第二章

从"心"开始关注冠心病

冠心病的病因及类型

冠心病,全称"冠状动脉粥样硬化性心脏病",指的是冠状动脉血管发生动脉硬化病变而引起血管狭窄或阻塞,造成心肌缺氧、缺血或坏死而导致的心脏病。冠心病的范围非常广泛,包括各种栓塞、炎症等导致管腔闭塞或狭窄。

在我国,冠心病的发病率具有较为显著的地区差异,北方省市高于南方省市,而山东青岛最高,安徽滁州最低,并且呈现出逐步上升的趋势。在西方发达国家,冠心病是导致死亡的最大原因。在中国,城市发病率高于农村,男性高于女性,多发于40岁以后的男性,脑力劳动者居多。

随着生活条件的改善,聚会与应酬逐渐增多,于是,患有心脏病的人数逐渐增多。其中,冠心病是最为常见的,严重危害人们的身心健康,影响人们的生命安全。冠心病的病因有很多,最主要的原因是血管中的"垃圾"造成的,即甘油三酯、胆固醇、自由基等聚合而成。冠心病与年龄大、内分泌功能低下、糖尿病、高血压、高脂血症等因素密切相关。下面,介绍一些引起冠心病的主要因素。

1. 年龄 40岁以后,冠心病的发病率逐渐升高,尤其是男性。

2. 高血压 冠心病与高血压密切相关,收缩期血压比舒张期血压更能引起冠心病。

3. 糖尿病 在未成年糖尿病患者中，冠心病是主要的死亡因素，所占比例高达80%，需格外引起注意。

4. 高脂血症 冠心病最重要的预测因素便是脂质代谢紊乱。冠心病与总胆固醇、低密度脂蛋白胆固醇关系密切。

5. 肥胖症 大量的调查表明，肥胖是导致冠心病的首要危险因素，能明显增加冠心病的死亡率。

6. 吸烟 在导致冠心病的死亡因素中，吸烟是唯一可以避免的因素。医学研究表明，吸烟与冠心病之间的关系是非常明显的。

7. 不健康的生活习惯以及环境 久坐，不爱运动的人，冠心病的发生率与死亡率明显增大。此外，饮酒也是引发冠心病的重要因素。

8. 遗传 家族中有在年轻时患冠心病者，其近亲患病的机会是无此种情况家族的5倍。当出现冠心病之后，一定要积极配合治疗，注意调整生活作息方式和日常生活习惯，保持心态的平和，不要过于焦虑。饮食方面，以清淡食物为主，避免饮酒吸烟，保持健康的生活习惯。

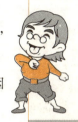

依据冠状动脉病变的范围、部位、血管阻塞程度以及心肌供血不足的发展范围、速度和程度的差异，可将冠心病分为5种临床类型。

1. 无症状型冠心病 此种类型的冠心病也称为无痛性心肌缺血或隐匿性心肌缺血，冠状动脉主要分支有明显狭窄病变。患者平时无明显症状，在饮酒、吸烟、跑步、失眠、激动时，会出现胸闷、心慌，甚至有心脏停搏、猝死的可能性。

2. 心绞痛型冠心病 此种类型冠心病是冠状动脉供血不足，心肌暂时的、急剧缺血与缺氧引起的发作性胸部不适或以胸痛为主要症状的临床综合征。主要症状为前胸压榨性、阵发性疼痛，主要位于胸骨后部，也会放射至前区与左上肢，情绪激动或劳动时易发，时间多为5分钟以内，休息或者服用硝酸酯制剂后疼痛消失。

3. **心肌梗死型冠心病**　指的是持续性、急性缺氧缺血引起的心肌坏死。胸骨后会出现持久而剧烈的疼痛，休息或服用硝酸酯类药物后并不能完全缓解，可并发休克、心力衰竭和心律失常等，危及生命。

4. **缺血性心脏病**　心脏舒张或收缩功能发生障碍，静脉回心血量不能充分排出心脏，导致静脉系统血液淤积，动脉系统血液灌注不足，继而引起心脏循环障碍症候群，多表现为腔静脉淤血、肺淤血。

5. **猝死型冠心病**　发病时，患者心律不正，心脏跳动过快、收缩过速，从而导致血液不足，使脑部及其他身体器官缺氧，心脏因停顿而死亡。

主要症状及治疗方式

冠心病的主要症状分为4个方面：

（1）典型胸痛。情绪激动或者体力劳动时，感觉心前区疼痛，多为压榨性或发作性疼痛，或者憋闷感。疼痛多数从胸骨后或心前区开始，可放射至臂、左肩，甚至于小指、无名指，休息或含服硝酸甘油能明显缓解。在安静的状态下，或者夜间，胸痛也会发生，由冠脉痉挛引起，成为变异型心绞痛。按照国际上的心绞痛分级法，可作如下分级：

Ⅰ级	日常活动，如爬梯、步行，无心绞痛发作
Ⅱ级	日常活动因心绞痛而轻度受限
Ⅲ级	日常活动因心绞痛发作而明显受限
Ⅳ级	任何体力活动均可导致心绞痛发作

（2）部分患者的症状并不典型，只是表现为乏力、心悸或心前区不舒服，或者出现肠胃症状。如老年人或者糖尿病患者，可能不会出现疼痛。

(3) 猝死。高达 1/3 的患者，首次发作时表现为猝死。

(4) 有些患者会出现全身症状，如恶心、呕吐、发热、出汗等。

在诊断冠心病时，主要依靠典型的临床症状，再配合检查发现冠脉阻塞或心肌缺血的证据，以及心肌损伤标志物判断是否有心肌坏死。一般来讲，心电图是诊断冠心病最常用、最简便的方法，尤其是患者症状发作时，还能够发现心律失常。其他检查手段包括心电图负荷试验、动态心电图、核素心肌显像、超声心动图、血液学检查、冠状动脉CT、冠状动脉造影及血管内成像技术。

冠心病的治疗，主要包括4个方面：

(1) 改变生活习惯。注意饮食调养，以低盐低脂食物为主，多吃水果蔬菜，忌辛辣，忌烟酒，吃饭不宜过饱，注意控制体重。

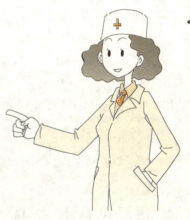

(2) 药物治疗。药物治疗的目的是缓解症状，减少心绞痛的发作以及心肌梗死，延缓冠状动脉粥样硬化病变的发展，减少冠心病死亡。服用药物，能有效降低冠心病患者的死亡率以及缺血事件的发生，逐步改善患者的临床症状。冠心病治疗药物主要包括：硝酸酯类药物（硝酸甘油、硝酸异山梨酯等）、抗血栓药物（抗小板、抗凝）、纤溶药物（链激酶、尿激酶等）、β-阻滞剂（美托洛尔、阿替洛尔等）、钙通道阻断剂（维拉帕米、硝苯地平控释剂等）、肾素血管紧张素抑制剂（依那普利、雷米普利等）、调脂治疗（洛伐他汀、普伐他汀等）。

(3) 经皮冠状动脉介入治疗。

(4) 冠状动脉旁路移植术。

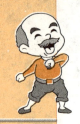

中草药配方及其他治疗方式

1. 中草药

（1）生脉散加味：麦冬15克，人参10克，五味子6克，水煎服，每日1剂，分2次服。主治心气阴两虚证，具有滋补心阴、补益心气的作用。

（2）血府逐瘀汤加减：怀牛膝15克，郁金、薄黄、枳壳、柴胡、丹参、赤芍、当归、桃仁各10克，甘草、红花、川芎各6克。水煎服，每日1剂，分2次服。主治心脉瘀阻证，具有通络止痛、行气化瘀的作用。

（3）当归12克，桂枝、赤芍各9克，炙甘草5克，细辛3克，用水煎服。主治四肢不温，能通脉温阳。

（4）山楂30克，益母草10克，茶叶5克，研成细末，用沸水冲泡，代茶饮。主治冠心病、高脂血症，具有通脉活血、降脂清热的作用。

（5）老茶树根、榆树根各30克，葛根10克，用水煎服，每日2次。

2. 药膳疗法

（1）三鲜汤：海藻、海带各200克，干贝10克，温水洗净后，放入锅中，倒入适量水，煮熟后加入适量调味品即可食用。

（2）绿豆粥：绿豆、北粳米适量。绿豆洗净后，用温水浸泡2小时，与粳米一同放入砂锅中，加入适量水，煮至豆烂米熟。每日顿服2~3次，夏季可作冷饮。

（3）大枣冬菇汤：干冬菇15个，大红枣15枚，食盐、花生油、生姜、味精、料酒各适量。将干冬菇洗净，红枣去核，连同调料放入蒸碗中，加入适量水，蒸煮1个小时左右即可。

（4）生山楂、菊花各15克左右，开水冲浸或水煎，代茶饮，每日1剂，能降脂清火。

（5）红枣10枚，芹菜根5个，水煎服，饮汤食枣，每日2次，适用于冠心病患者，能补血降压。

（6）桂花、花生米适量，用食醋浸泡3天。早晚空腹食用10粒左右，并少量饮汤。

3. 按摩疗法

取穴：关元、气海、风门、肝俞、中脘、膻中、肺俞。

按摩手法：揉按穴位，无顺序和时间长短之分，感到酸胀即可。每天2次，起床后和睡觉前进行，可长期坚持。

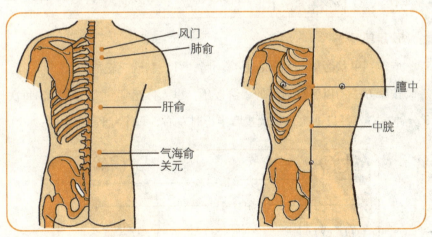

4. 拔罐疗法

取穴：内关、神门、膻中、心俞、乳根、通里、曲泽、足三里。

拔罐方法：用火罐吸住皮肤，使皮肤充血发红，也可使用行走罐法。隔1日1次，每个疗程10次。

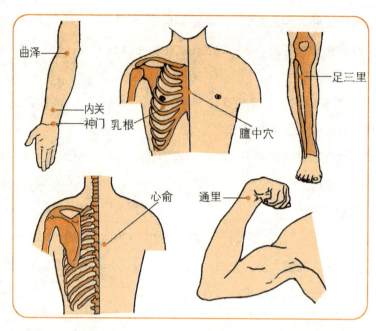

5. 足部疗法

取穴：甲状旁腺、颈椎、心、小肠、肾、膀胱、输尿管。

按摩方法：以各种力度的手法按压，以人体感觉到力度为准，每次3分钟左右。每日1次，每次按摩半小时左右，每个疗程10次。

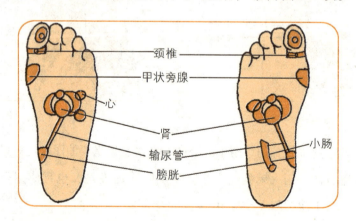

注重日常保养与护理

日常生活中,很多中老年人患上冠心病,严重影响人们的身心健康,给个人和家庭带来了巨大的压力。随着对此病认识的深入,人们开始更加关注患者的日常保养与护理,总结出了一套行之有效的方法。

第一,保持较好的精神状态。每天保持好心情,不生气,不发怒,待人处事要平和。当情绪出现变动时,会使动脉血管收缩,导致心跳加快。血压升高、心肌收缩增强,易使患者缺氧、缺血,从而诱发心绞痛。

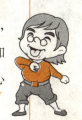

第二,进行适当的运动。适量的运动能调节人的生理和心理状态,增加机体抵抗力,注意控制运动量。

第三,调整饮食结构,控制体重。尤其是肥胖的患者,应将减轻体重作为重要的饮食原则。

第四,每天保证充足的睡眠,外出注意保暖,戒烟戒酒。养成定时喝水的习惯,能有效缓解人体出现的脱水情况。

第五,切忌过饱。当人处于过饱状态时,胃能够直接压迫心脏,增加心脏负担,易导致心血管痉挛,增加心绞痛、心肌梗死的可能性。可以采用少食多餐的原则,晚餐只要七分饱便可。

当患者出现心绞痛症状时,不要惊慌,立即进行紧急处理。

(1)停止一切活动,保持平静,立即坐下或者躺卧,控制情绪的稳定。

(2)家人可协助患者含服硝酸甘油片或者速效救心丸。

(3)注意身体保暖,不要受凉。

(4)及时检查患者身体特征,注意症状的持续时间。服药后症状仍无缓解迹象时,应立即送往医院急诊。

第三章 科学调理高脂血

高脂血症的病因及类型

血脂是血浆中的类脂和中性脂肪的总称,是人体生命细胞的基础代谢必需物质。血脂的主要成分为胆固醇和甘油三酯,胆固醇用于合成胆汁酸、细胞浆膜和类固醇激素,而甘油三酯参与体内能量代谢。

当血浆脂质中的一种或多种成分的浓度超过正常值时,称为高脂血症。血浆中的脂质为脂溶性物质,只有与蛋白质结合为水溶性的复合物才能运转全身,因此,高脂血症通常表现为高脂蛋白血症,也是中老年常见病。

依据不同的病因,高脂血症分为原发性和继发性两种。原发性与遗传和先天因素有关,多是源于单基因或多基因缺陷。而继发性则发生于代谢性紊乱疾病,与精神、性别、年龄、饮食有关。一般来说,引发高脂血症的因素主要有3种:

1. 内分泌因素　体内脂质代谢出现异常,即使进食脂肪不多,仍能引发高脂血症,多数与内分泌疾病有关,或是遗传因素。

2. 外源性　日常饮食中摄入过多的肉类、甜食、动物脂肪等,导致脂肪过多累积。

3. 神经因素　长期处在紧张的劳动环境中,易使胆固醇升高。

高脂血症的常见临床类型主要有4种:

1. 高甘油三酯血症　血清中甘油三酯含量增高,超过1.70mmol/L,

而总胆固醇含量正常，即总胆固醇<5.72mmol/L。

2. 高胆固醇血症　血清总胆固醇含量增高，超过5.72mmol/L，而甘油三酯含量正常，即甘油三酯<1.70mmol/L。

3. 低高密度脂蛋白血症　血清低高密度脂蛋白胆固醇（HDL-C）含量降低，即小于0.9mmol/L。

4. 混合型高脂血症　血清中总胆固醇和甘油三酯含量均增高，即总胆固醇超过5.72mmol/L，甘油三酯超过1.70mmol/L。

主要症状及常用药物

一般来说，血脂异常的人不会有明显感觉，除非血脂水平较高时，会出现相关症状，如胸闷、头晕、肢体麻木、视物模糊、肝区疼痛等。部分患者会出现一些症状：

（1）黄色瘤。在一些患者的眼睑部，会看到黄色瘤，称为眼睑黄色瘤，在背、臀、肘也会发现黄色瘤。黄色瘤的出现，表明血脂浓度异常增高，引起脂质沉积。黄色瘤对人体并无危害，但这种症状的出现旨在提醒患者，你的血脂水平已经很高了。

（2）肌腱损伤。家族性高胆固醇患者，在膝、踝、肘、手指关节等部位会发现脂质沉积。

（3）肥胖。肥胖患者体内的脂肪增加，同时血液中的脂质也会增加，特别是胆固醇、三酰甘油和游离脂肪酸水平会很高。

高脂血症的药物治疗分西药和中药，需根据医嘱合理选择，切勿擅自决定。

1. 西药

（1）阻止胆酸、胆固醇吸收，促进排泄的药物。丙丁酚：每次500

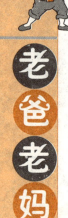

毫克,每日2次。消胆胺:从每日9克增加至每日15克,每日3次,用餐时服用。

(2) 促进脂质代谢或阻止脂质合成的药物,下列药物可选择一种或多种。潘特生:每次0.2克,每日3次,口服。适用于糖尿病合并高脂血症,或其他高脂蛋白血症。烟酸肌醇酯:每次1片,每日3次,口服。适用于Ⅲ型高脂血症。必降脂:每次200毫克,每日3次,口服。适用证与"潘特生"相同。诺衡:每次300毫克,每日3次,口服。适用于各种高脂血症。

(3) 其他降脂药。降脂复方制剂:脉康、脉通、降脂平、力平之、益寿宁、心脉宁等。亚油酸丸:每次5~10粒,每日3次,口服。适用于Ⅱ型高脂血症。氧甲吡嗪:每次1粒,每日3次,饭后服用。

2. 中草药

(1) 白金丸:每次6~9克,每日2次,用温开水或石菖蒲汤送服。20天为1个疗程,需坚持2~3个疗程。

(2) 首乌片:每次5片,每日3次,口服,需连服3个月。

(3) 左归丸加减:怀牛膝、熟地各15克,何首乌、龟版胶、山药、枸杞子、鹿角胶、山茱萸、菟丝子各10克。主治肝肾阴虚证,具有滋养肝肾的作用。

(4) 六君子汤加减:薏苡仁、黄芪、党参各15克,泽泻、法夏、白术、茯苓各10克,甘草6克,砂仁3克。主治脾虚痰浊证,具有除湿化痰、益气健脾的作用。

(5) 济生肾气丸加减:怀牛膝、熟地各15克,车前子、山茱萸、泽泻、山药、丹皮、茯苓各10克,桂枝6克,主治脾肾阳虚证,具有温补脾肾的作用。

第九篇　中老年人最常见的病理细节

下面，为一些热衷于中草药的中老年朋友推荐几种验方：

（1）山楂根、玉米芯、茶树根各50克，煎服，每日1剂。

（2）月见草10克左右，用水煎服，连服2周左右，可降血脂。

（3）花生壳50克，水煎服，连服2周左右，可降血脂。

（4）野蔷薇根50克左右，水煎服，连服2周左右。也可焙干，研为细末，每次10克，每日2次，能降血脂。

（5）山楂30克，麦芽、丹参各15克，红花、菊花、元胡各10克，水煎服，每日1剂，3周为1个疗程。

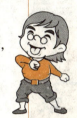

药膳及其他疗法

1. 膳食疗法

（1）芹菜茭白拌海带：将茭白片、芹菜段各30克，荠菜、水发海带丝各20克，洗净入锅，加水适量，煮沸煮熟，加适量盐、味精、色拉油调味即可。

（2）三鲜冬瓜：冬瓜500克，鸡汁300克，熟火腿30克，冬笋、蘑菇各25克，味精、葱花、香油、精盐、水淀粉、猪油、胡椒粉各适量。将冬瓜切成方块，入沸水中煮至刚熟便捞起。蘑菇、熟火腿、冬笋切成薄片。将猪油烧至三成熟，放入蘑菇片、冬笋片、火腿片、冬瓜块煸炒，加入味精、精盐、鸡汁、胡椒粉等，再用水淀粉勾芡，撒上葱花，淋上香油即可食用。

（3）新鲜西红柿。洗净后蘸白糖吃，宜在早晨空腹吃。

（4）每天吃500克左右的香蕉或者3个左右苹果，需长期坚持。

（5）用食醋泡大蒜，每天吃2个。大蒜内含有硫化合物，能减少胆固醇的形成，预防血栓。

（6）新鲜黄瓜，洗净后生吃，或用大蒜、麻油冷拌，每天1~2根。

（7）坚持每日饮茶，选择质地较好的茶叶，开水冲泡后饮用。

2. 泡脚疗法

（1）山楂大黄水：鲜白萝卜60克，大黄、泽泻、生山楂各30克，鲜橘叶15克。加适量清水煎煮半小时，去渣取汁。与2000毫升开水同入脚盆中，熏蒸，待温度适宜时再浸泡双脚。每日1次，每次半小时以上，1个疗程为30天。

（2）山楂首乌水：生山楂30克，决明子25克，泽泻、何首乌各20克，丹参、荷叶各15克，生甘草10克。加适量清水煎煮半小时，去渣取汁。与2000毫升开水同入脚盆中，熏蒸，待温度适宜时再浸泡双脚。每日1次，每次半小时以上，1个疗程为30天。

3. 拔罐疗法

取穴：公孙、中脘、内关、太冲、曲池、足三里、三阴交等。

拔罐方法：用火罐吸住皮肤，至皮肤充血发红为止。隔1日1次，1个疗程为10次。

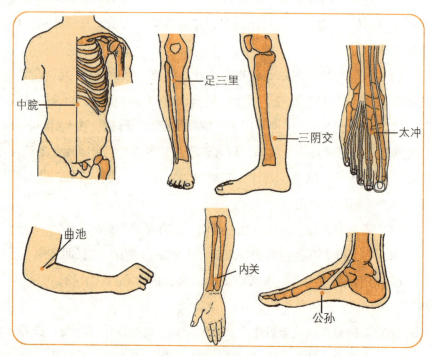

第九篇 中老年人最常见的病理细节

注重日常预防与保健

1. 保证均衡的营养结构 对于高脂血症患者，低糖、低脂肪、低热量、低胆固醇、高纤维的"四低一高"饮食应该作为主要的饮食原则。控制食盐和热量的摄入，少吃或者不吃动物内脏，每天最多吃一个蛋类，多吃含花生的植物油。多吃水果、蔬菜、豆类、奶类、鱼类和瘦肉等。

2. 养成健康的生活方式，适度锻炼 防治高脂血症，规律性的生活方式是基本的要求。应进行适度的锻炼，保持健康的体魄，增强自身免疫力。禁止吸烟，控制酒量，保持良好的精神状态，减少烦恼、紧张等不利情绪。

3. 定期体检 尤其是有家族病史者、经常精神紧张者以及应酬较多者，都是高脂血症的高发人群，需格外谨慎，建议每半年或1年进行一次体检，及时防治潜在的疾病。

下面，为中老年朋友推荐3种常见的气功保健法：

（1）静功。可平坐、仰卧、盘坐，力求沉肩坠肘，尾闾正中，虚灵顶劲，舌抵上腭，鼻吸鼻呼。吸气时，注意气沉丹田，呼气保持顺畅自然，沿任脉下到丹田。

（2）松功。可选择任何感觉舒适的体位，保持呼吸顺畅自然，呼吸时讲究"静"与"松"，意念自头开始，至肩、上肢、胸、背、腹、腰、臀，再到腿部、双脚。保持全身放松，节奏要缓慢。

（3）动功。一边踏步，一边沿着食道、胃、十二指肠、大肠、小肠的方向进行缓慢敲击，力度适宜，保持各部位的放松。

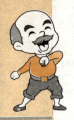

第四章
控制饮食，远离糖尿病

糖尿病的病因及类型

糖尿病是一种以高血糖为主要特征的代谢性疾病，由于胰岛素分泌绝对或相对不足以及靶组织细胞对胰岛素敏感性降低，引发糖、水、脂肪、蛋白、电解质等一系列代谢紊乱，严重的可导致酸碱平衡失常。

糖尿病患者的典型症状为多尿、多饮、多食、消瘦、烦渴、疲乏无力等。患者尿意多，夜间经常起床小便，多者可达20次，严重影响人的睡眠质量。糖尿病患者多感饥饿易多食，食欲旺盛，食量是常人一倍以上。糖尿病患者常伴发或并发肾、肺结核、急性感染、动脉粥样硬化和视网膜的微血管病变及神经病变。患者晚期时常会出现严重并发症，如感染、昏迷、眼病变、神经病变、肾脏病变、糖尿病尿酸中毒等。

现代医学认为，糖尿病与遗传因素、环境因素和免疫机制，及二者之间的相互作用为主要病因。中医认为，糖尿病多数由于身体阳虚、饮食不节制、劳欲过度、情志失调，从而导致燥热内盛，阴虚燥热互为因果。病变脏腑多在肾、胃、肺，以肾为主。糖尿病易阴损及阳，阴阳俱虚，导致脏腑功能失调，从而引发各种并发症。

糖尿病的成因有两种：胰脏生产的胰岛素无法满足机体需要，或是细胞对胰岛素的敏感度不够。临床上，糖尿病主要被分为3种类型：

（1）第一型糖尿病指的是机体无法生产足够多满足需要的胰岛素，也被称为青少年糖尿病和胰岛素依赖型糖尿病，病因目前尚不明确。

（2）第二型糖尿病，主要是细胞对胰岛素的反应不敏感，曾被称为"非胰岛素依赖型糖尿病"和"成人型糖尿病"，多是由于缺乏营养或过重劳动引起的，呈现出逐步上升的趋势，90%以上的糖尿病患者属于此种类型。

（3）妊娠型糖尿病，也是较为常见的糖尿病种类。一般发生在没有糖尿病史，但怀孕期间血糖高于正常值的孕妇身上。

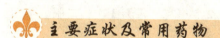

主要症状及常用药物

糖尿病是一种慢性疾病，典型临床症状为"三多"，即多食、多饮、多尿，以及乏力、口渴、消瘦等代谢紊乱综合征。在发病早期，会出现午餐或午餐前低血糖症状。伴发和并发症较为常见，如头晕、昏迷、恶心、呕吐、腹痛、视物模糊、食欲减退等。慢性并发症通常有如下主要表现：

（1）糖尿病性肾病：会出现水肿，尿时泡沫增多或者蛋白尿。

（2）糖尿病性视网膜病变：会出现视力下降，下降的程度和时间与正常人存在明显差异。

（3）糖尿病性神经病变：四肢感觉麻木、针刺、异常。足底有踩棉花感，多便秘和腹泻，经常出汗，性功能障碍。

药物治疗，主要分为西药和中药：

1. 西药

（1）胰岛素：是治疗糖尿病的特效药，但不能完全根治，只能补充部分分泌不足。尤其是老年糖尿病患者，在服用降糖药物期间，如果出现明显消瘦，或者糖尿病控制不明显，或者出现其他并发症时，应使用胰岛素进行治疗。根据作用时间的快慢，分为速效、中效、长效三种，可使用皮下或者静脉注射进行给药。患者的个体差异较为明显，具体的服用方法应遵医嘱。

（2）双胍类降糖药：二甲双胍：每次不超过0.5克，每天3次，口服，副作用较少。苯乙双胍：每次25毫克，每天3次，口服。对于肾、心、肺功能较差的中老年人应尽量减少或避免使用，以防发生乳酸性酸中毒。

（3）磺脲类降糖药：达美康：每次80毫克，每天2次，口服，能有效防治微血管病变。优降糖：每次2.5毫克，每天3次，口服。孕妇及肝肾功能不全者谨慎使用。

2. 中草药

如六味地黄丸、消渴丸、明目地黄丸、参芪降糖胶囊、糖尿乐胶囊、金芪降糖片等。下面，主要为中老年朋友推荐一些验方：

（1）枸杞子30克，蒸熟，嚼食，分2次。

（2）鲜苦瓜100克左右，做成菜，每天2次左右。或者制成粉末冲服，每次10克左右，每天3次，半个月为1个疗程。

（3）绿豆榨汁，经常饮用。

（4）香蕉皮焙焦后研成粉末，温开水冲服，每次3克，每天2次。

（5）空心菜100克，玉米须50克，水煎服，连服1周。

（6）用大枣、南瓜煮粥，经常食用。

（7）花粉、山药各50克，每天2次，水煎服。主治消渴症，能滋阴润燥、补益肝肾。

药膳及其他疗法

1. 膳食疗法

(1) 鲜奶玉露：鲜牛奶1000克，粳米50克，炸核桃肉40克，生核桃肉20克。将粳米洗净后浸泡1小时，再捞起沥干。与其他食材全部放在一起，搅拌均匀后研成细末，慢慢倒入沸水中搅拌，至微沸即可食用，1个月为1个疗程。

(2) 素炒南瓜丝：嫩南瓜500克，菜油100克，酱油、豆瓣各15克，葱白、水淀粉各10克，精盐、泡海椒各5克。将南瓜、泡海椒、葱白洗净后切成长丝，豆瓣剁细。菜油烧至七成熟后，全部放入锅中，待收浓后起锅。

(3) 猪肚1个，山药、生姜、葱各适量。山药与猪肚同炒，放入姜、葱。早晚进食，对尿多症及糖尿病功效明显。

(4) 姜2片，绿茶6克，食盐5克。煎汤5000毫升，多次饮用。可治疗烦躁尿多、口渴多饮等症状，能清热润燥。

(5) 菠菜根100克，银耳10克，水煎服，分2次。主治口渴及大便干燥。

(6) 芹菜500克，榨汁，水煎服或煮沸服，能降糖降压。

(7) 南瓜250克左右，煮熟后食用，早晚各1次，连服3个月。或者吃南瓜干、南瓜粉。

2. 泡脚疗法

(1) 黄芪当归水：黄芪45克，甘草、当归、赤芍、生地、柴胡、红花、川芎、丹参、地龙、桃仁各15克。加入适量清水，煎煮半小时，去渣取汁。与2000毫升开水同入脚盆中，先熏蒸，再浸泡双脚。早晚各1次，每次半小时以上，1个月为1个疗程。

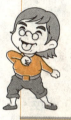

（2）花粉知母水：花粉 30 克，知母 25 克，金银花 20 克，栀子、生地、玄参、赤芍、麦冬、白芍、天冬各 15 克，黄连、黄芩各 10 克。加入适量清水，煎煮半小时，去渣取汁。与 2000 毫升开水同入脚盆中，先熏蒸，再浸泡双脚。早晚各 1 次，每次半小时以上，1 个月为 1 个疗程。

（3）皂刺伸筋草水：皂角刺 30 克，穿山甲、伸筋草、苏木、川乌、草乌各 10 克。加入适量清水，煎煮半小时，去渣取汁。与 2000 毫升开水同入脚盆中，先熏蒸，再浸泡双脚。早晚各 1 次，每次半小时以上，2 周为 1 个疗程。

3. 刮痧疗法

刮痧部位：（1）上肢部：合谷、太渊、曲池、鱼际。

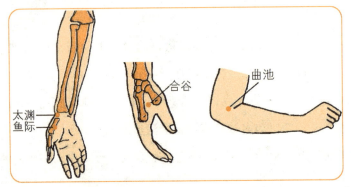

（2）下肢部：太溪、内庭、太冲、三阴交、足三里。

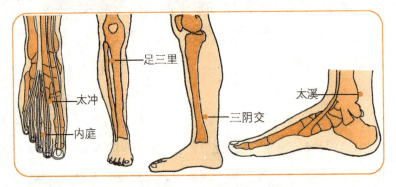

（3）腹部：关元、中脘。

（4）背部：命门、大椎、肝俞、肾俞、肺俞、脾俞。

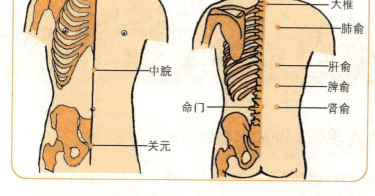

注重日常预防与保健

糖尿病对身体影响很大，得不到及时治疗的话，死亡率很高。但在日常生活中，糖尿病是可以预防的。关于糖尿病的预防措施，主要有以下4个方面：

1. 养成健康的饮食习惯 注意饮食结构的调整，以全谷类食物代替精白面粉，高纤维食物能有效维持血糖的稳定。定时定量进食，可以少食多餐，少吃炸、油酥、油煎食品，多吃植物性油脂。注意控制体重和总热量，增加植物纤维含量，合理调配脂肪、蛋白质、碳水化合物的比例。

2. 加强运动 运动疗法是糖尿病的基本疗法之一。依据患者个体差异，合理选择运动项目。运动贵在坚持，要循序渐进，控制好运动强度与时间。如打太极、快走、骑车等，都是较好的选择。

3. 注意戒烟 吸烟有害健康，特别是对心血管病变的糖尿病患者。与其他的治疗方式相比，吸烟可以人为控制，且作用明显。

4. 糖尿病知识教育 一旦确诊糖尿病，立即对患者进行糖尿病知识的普及与教育，加强自我监控，保证良好的疾病治疗效果。

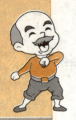

第五章 正确治疗老年性白内障

老年性白内障的病因及类型

老年性白内障多发于50岁以上的中老年人，是白内障中最为常见的一种类型，占了半数以上。女性多于男性，常是双眼发病，一前一后。晶体状的混浊多开始于皮质浅层，围绕着核发生，完全混浊需数月或数年，也可能随时停止。

现代医学认为，白内障是一种代谢性疾病。晶状体由于缺乏血液供应，依赖于房水及玻璃体渗透，伴随着人体营养消化吸收等代谢功能的衰退，致使晶状体营养不足，从而引起晶状体组织变性。目前，关于老年性白内障的具体发病机制仍未完全弄清楚。因此，许多人认为是由于晶状体纤维脱水和硬化而引起的。在人体老化过程中，晶状体纤维逐步硬化，导致核部收缩或赤道部皮质被悬韧带牵拉，周边部晶状体纤维间出现裂缝，引起晶状体混浊。当然，也有可能是由于机体老化，引起房水渗透压增加，从而导致晶状体脱水而混浊。

老年性白内障是一种普遍的后天性白内障，与下列因素有关：

1. 紫外线与阳光 近些年来，医学界将紫外线与阳光作为形成白内障的主要原因。

2. 环境缺氧 当环境缺氧时，机体氧供给不足，从而影响机体代谢。

3. 营养因素 大量的实验表明，缺乏维生素及微量元素会形成白内障。因此，针对病因进行科学防护是非常有效的措施。

4. 外界温度　调查表明，常在高温下工作的工人，发病率明显高于普通人。

根据老年性白内障的病程，一般可分为4个阶段：

1. 初发期　起初，只是晶状体周边皮质略微混浊，然后逐步向中心发展。刚开始时，不易被察觉，散瞳后，用电光斜照，能看见灰白色的车轮状混浊，视力开始减退，但仍可窥见。

2. 未成熟期　晶状体大部分混浊，但仍有透明区域，瞳孔区显出灰白色。用手电斜照，能看见新月形阴影。患者视力明显下降，眼底已不能窥清。当晶状体膨胀，前房变浅时，能导致继发性青光眼。

3. 成熟期　晶状体完全混浊，斜照时没有虹膜投影，肿胀逐步消退，视力大幅下降，仅存光感，只可辨别手动。这个时期，手术治疗是最有效的方法。

4. 过熟期　晶状体皮质溶解液化，呈现乳白色，核下沉。囊膜十分脆弱，在剧烈振动下易破裂，核易进入前房或玻璃体内。若得不到及时治疗，可能会导致永久性失明。

主要症状及治疗方式

早期阶段，白内障的症状会有怕光、复视、视物模糊、眼前黑点、晶状体性近视等；晚期症状为视力明显下降，最后只能辨别微弱的光感。

当然，白内障的主要症状为视物模糊和视力减退。鉴于白内障部位及程度的差异，视力受影响程度也不同。当白内障长期处在晶状体周边时，视力可不受影响。而当混浊位于晶状体的中央时，患者视力会逐步衰退，重者可能会永久性失明。关于白内障的检查，主要有焦点照明检查法、虹膜投影法、检眼镜彻照法、裂隙灯检查法等。白内障是全球致盲率非常高的一种眼部疾病，倘若得不到及时的治疗，能导致严重并发症，最终永久性失明。

老年性白内障主要表现为视力减退，发展缓慢。早期阶段，通过佩戴眼镜能够保持良好的视力。从初发期到成熟期，数月、数年、数十年不等。白内停、障眼明等药物，是治疗老年性白内障的常见药物。其实，最重要的是预防，中老年人应尽量减少灯光下近距离工作和阅读时间，适当补充维生素B_1、维生素B_2、维生素C、维生素E。当然，做白内障囊外胸摘除及人工晶体植入术是最为彻底的治疗方法。

其实，药物治疗对白内障并无明显的效果，比如市面上的多数眼药水。手术治疗是目前最为直接有效的方法。随着医学技术的进步，眼科手术早已进入显微手术时代，不但能明显减少患者痛苦，同时能大幅提高手术精度和成功率。

目前，超声乳化是世界上最为先进的手术治疗方法。随着超声乳化技术的诞生，传统手术治疗方法，如白内障囊内、囊外摘除术正被逐步淘汰。通过超声乳化仪，可使用3.2毫米的钻石刀，切口小，无须缝合，视力恢复极快，因而广受欢迎。

药膳及其他疗法

1. 药膳疗法

（1）羊肝200克，韭菜150克。韭菜洗净后切断，羊肝切片，放入铁锅中小炒，加入适量调味品即可食用。

（2）黑豆60克，扁豆30克，大枣3枚。将扁豆、黑豆炒香，然后加水与大枣一起煮烂即可食用。

（3）白菜叶60克，银耳30克，少量茶叶。水煎后去渣，代茶饮。

（4）核桃仁、黑芝麻适量，炒熟后捣烂，研为细末，取少量冲服。

（5）鸡肝明目汤：取鸡肝100克，水发银耳25克，枸杞15克。鸡肝切片，加入盐、姜、料酒、味精、水豆粉，与枸杞、银耳一起煮汤。

（6）决明子茶：取决明子100克，炒香后装入10个纱布袋，沸水冲服，适量饮用。

2. **拔罐疗法**　取穴：风池、肾俞、太阳、足三里。

拔罐方法：以投火法或闪火法拔罐15分钟左右，每天1次。用闪火法拔罐时，反复多次至皮肤潮红为止，每天1次。

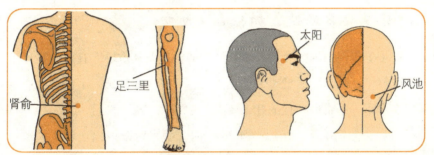

3. **刮痧疗法**　取穴：风池、百会、印堂、太阳、天宗、脾俞、风府、关元、气海、太冲、三阴交。

操作方法：先刮颈部的百会、印堂、太阳、风池、风府等穴；接着刮背部的脾俞、天宗等穴；再刮腹部的关元、气海等穴；最后刮拭下肢的三阴交、太冲等穴，以出痧为度。

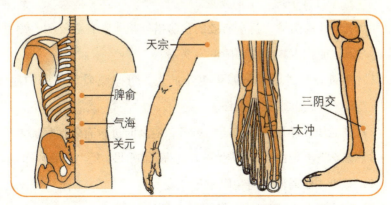

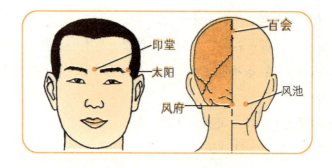

注重日常保健，加强自我防护

对于老年性白内障患者来说，术后的护理尤其重要。有效的护理工作，能够保证手术的质量，为重见光明打下坚实的基础。下面，为中老年朋友介绍一下术后护理的几个要点。

（1）一般情况下，术后平卧24小时。手术时眼内出血者，采取半卧位或将头抬高，避免血液下沉影响术后视力恢复。24小时之后，可以下床活动，避免过度活动，尽量不要低头取物。

（2）不要大声急唤、用手抓眼、摆动头部、用力解便，预防咳嗽感冒。

（3）以易消化的半流食为主，禁食刺激性食物。

（4）密切关注相关复发症，及时进行处理。

（5）注意日常护理，定期复查。

对于老年性白内障，科学有效的预防措施是非常必要的。注重日常生活习惯，能大大减少白内障的发病率。

（1）多进行户外活动。露天工作的人，可佩戴质量可靠的墨镜，减少阳光和紫外线对眼睛的损伤。

（2）高血压、糖尿病、肺心病患者，应及时进行有效治疗。

（3）多吃富含维生素C和维生素E的蔬菜和水果，适当服用阿司匹林。

（4）减少用眼时间，避免眼睛过度疲劳。

（5）预防脱水。遇到呕吐、腹泻，或者大量出汗时，及时补充水分。

第十篇 向老寿星学习长寿之道

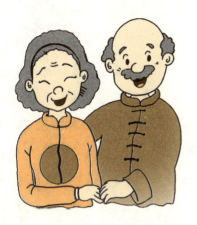

很多人之所以能够长寿，固然与其体质有关，但与后天的养生保健关系更大。有些时候并非刻意，而是日常的生活习惯练就了强健的身体，形成了一套令人艳羡的养生经。中老年人可以学习老寿星的养生之道，深入分析其生活习惯和态度，为自我养生保健提供更多的指导，从而达到延年益寿的目的。

83岁庄子的养生之术

庄子（约公元前369年~约公元前286年），名周，战国时期非常著名的哲学家、文学家和思想家。庄子继承和发扬了春秋时老子"道法自然"的观点，与老子并称为"老庄"。庄子认识到生老病死如同昼夜一样，是不可更改的自然规律。在人均寿命只有30多岁的先秦时代，庄子竟然活到了83岁，确实算是一个奇迹。

那么，庄子是如何做到如此长寿的呢？主要有以下4个方面的特点：

1. 少私 庄子认为："'私'是万恶之源，百病之根。"一个人如果满腹私心，定然会斤斤计较、患得患失。于是，思想上难以安宁，必然会造成形劳精亏、疲惫不堪、积虑成疾，"殆而已矣"。每个人应该剔除名利之心，做到大公无私、心地坦荡、知足常乐，才能获得长寿。因此，"少私多寿"是庄子毕生的养生规律。

2. 寡欲 庄子认为："人欲不可绝，亦不可纵。"若是纵欲过度，便会招致祸端。一个人能够抑制情欲，便不会欺男霸女、损身伤身；节食欲，便不会谋财害命，贪吃伤胃，七八分饱即可；寡权欲，便不会投机钻营、逢迎伤神。正所谓，多行不义必折寿。一个人，只有做到知荣辱、安身图志、洁身自好，才能堪称大丈夫。因此，"寡欲多寿"是庄子推崇的养生要诀。

3. 清静 庄子认为："静默祛病。"一个人如果终日坐卧不安，内心便难以平静，定会心力交瘁，百病丛生。庄子认为，凡是有志于养生者，应注重磨练自身意志力，养成在混乱环境下保持放松与稳定的基本功。于是，庄子自创了"头空、心静、身松"的"静坐功"。因此，"清净多寿"是庄子倡导的养生法则。

4. 豁达 庄子认为："安时而处顺，哀乐不能入。"庄子以十分豁达的态度看待人生，一切顺其自然，即使生活艰辛，也不改其志。庄子认为，病由心起，只有保持悠然自得的生活方式，才能摆脱精神枷锁，才得以保生。因此，"豁达多寿"是庄子一生的养生经验。

85岁陆游的修身养性

陆游（1125~1210年），字务观，号放翁，浙江绍兴人，南宋文学家、史学家、爱国诗人。陆游一生作诗9000多首，有200多首为饮茶诗。青年时期，陆游喜好读兵书、练剑法，一心想着抗金杀敌报国。陆游一生历经坎坷，却活到了85岁，与他的养生之道是分不开的。

陆游不仅是爱国诗人，也是一位格外注重养生保健的人。在那样兵荒马乱的年代，他却能活到85岁，实在是难能可贵。尤其是到了年老的时候，仍然耳不聋、眼不花、背不驼、腿不颤，身体结实，还能上山砍柴。陆游的养生观十分广泛，在饮食、运动、心性等方面，都形成了独到的认识。晚年，陆游曾作诗："养生如艺树，培植要得宜。"

1. 坚持劳动："有暇即扫地"

在生活中，陆游将抹桌扫地、整理书籍看成锻炼身体的一种方式。为此，他曾经写道："一帚常在旁，有暇即扫地。既省课童奴，亦以平血气。按摩与引导，虽善亦多事。不如扫地法，延年直差易。"扫地作为一种较为简单的运动，能起到活络筋骨、疏通血气的作用。在做家务的同时，还锻炼了身体，真是一举两得。陆游认为，做一些力所能及的家务事，对身体是大有裨益的。

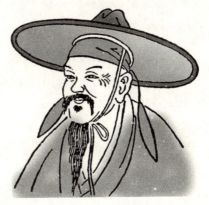

即使在幽居乡村期间，陆游也经常从事一些割草、拾柴等劳动。随

着年纪的增加，陆游在难以做重活时，依然坚持做一些轻微的家务事。俗话说，户枢不蠹，流水不腐。陆游常说："作废身犹健，生涯学灌园。"闲暇之余，做一些养鸡、养猪的活计，有利于活络筋骨。

2. 坚持户外活动："六十登山不用扶" 在《看钟》中，陆游这样写道："乘除尚喜身强健，六十登山不用扶。"由此可见，登山运动让陆游受益匪浅。在登山运动中，既可以锻炼身体，也可以陶冶情操，放松心情。从养生保健的角度来说，经常登山确实能够起到延年益寿的功效。尤其是中老年人，散散步，活动活动筋骨，对身心健康十分有益。为此，陆游曾说道："饮罢忌久坐，时须曳筇杖。"古人总结了一套养生经验，适当走走是中老年延缓衰老的良方。

3. 兴趣广泛："老翁七十尚童心" 陆游兴趣十分广泛，经常钓鱼、爬山、养花、划船、练习书法等。陆游写道："荟兰移取偏中林，余地何妨种玉簪。更乞两丛香百里，老翁七十尚童心。"在种植花草的过程中，陆游获得很多精神享受，甚至产生童心。《秋怀》中写道："活火常煮茗，残枰静弈棋。"平时，陆游喜欢和好友品茶下棋，不仅放松身心，还能陶冶生活情操。

其实，总结陆游长寿的原因，最核心的一点就是他热爱生活。一个人只有热爱生活，才能对生活投入巨大的热情，才能保持自由的灵魂。

94岁齐白石的养生原则

国画大师齐白石（1864～1957年），出生于战乱年代，颠沛流离，却活到了94岁，是实实在在的老寿星。在日常生活中，齐白石老先生对养生之道颇有研究，恪守"七戒""八不"的养生原则。

在保养身体方面，齐白石老先生恪守"七戒"原则，注重养生之道。

1. 戒酒 齐白石老先生认为饮酒有害身体健康，除间或饮用点葡萄酒外，从不饮酒。

2. **戒烟** 平时，齐白石老先生从不抽烟，家里也不预备烟。

3. **戒狂喜** 像齐白石这样的国画大师，获得一些国际、国内大奖是常有的事。但是，齐白石老先生并不看重这些名利，而是淡然处之，并无太过欣喜之处，平静地对待生活。

4. **戒悲愤** 在现实生活中，总要面对悲欢离合之事，使人情感产生变动，易导致抑郁。但是，齐白石老先生始终保持乐观的生活态度，控制个人的精神状态，不会太过激动。

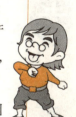

5. **戒虚度** 齐白石老先生曾经说过："人生不学，苦混 天。"因此，齐白石老先生每天坚持绘画，不虚度光阴。即使在离开人世的前一年，齐白石老先生也作画百余幅，足见其对生命的珍惜。

6. **戒懒惰** 齐白石老先生始终坚持独立料理生活，如扫地、刷碗等家务事，都亲自去做。

7. **戒空思** 齐白石老先生认为，漫无目的的空想会损害人体健康，易使情绪失去控制。

到了晚年，齐白石老先生总结出了"八不"的养生术。

1. **不贪色** 对于中老年人来说，纵欲过度十分不利于人体养生保健，会加快身体衰竭，易诱发各种疾病。

2. **不贪肉** 长期食用高脂肪食物，易导致高脂血症和高胆固醇症，诱发各种心脑血管疾病。

3. **不贪咸** 摄入过多的钠盐，容易诱发中风、心脏病、高血压和肾脏衰竭。

4. **不贪甜** 尤其是中老年人，吃太多甜食会引发糖尿病、肥胖病，对身心健康极为不利。

5. **不贪凉** 长期吃凉食会刺激消化道，引发腹泻、痢疾和胃炎。

6. **不贪热** 吃温度过高的食物，会损害胃、食管和口腔，增加患胃癌、食道癌的可能性。

7. 不贪精 尤其是中老年人，不能吃太多精细的面食，否则会使摄入的纤维素减少，肠胃蠕动减弱，不利于人体消化。

8. 不贪饱 长期处于饱食状态，会增加肠胃负担，诱发各种心脑血管疾病。

99岁诗人臧克家的养生之道

臧克家（1905～2004），是中国现代文学史上重要的一页，也是中国现实主义新诗的开山人之一。他的短诗《有的人》被列入中学教材，深受师生们的喜爱。

臧克家有一个外号，叫作"泥土诗人"。在生活中，臧克家保持着泥土的气息，崇尚简朴，与普通人的生活差不多。著名作家姚雪垠曾这样评价臧克家的饮食习惯："大蒜、大葱兼大饼，故乡风味赛山珍。"臧克家的日常饮食十分清淡，有花生米、咸菜、大蒜、大葱的"老四样"之说。年轻的时候，臧克家体弱多病，多次因病休学，被称为是"摸过阎王鼻子"的人。然而，步入耄耋之年，臧克家却成了一个不折不扣的老寿星。因此，关于长寿之道，臧克家是有所认识的。

1. 良好的生活规律 臧克家非常善于安排个人生活作息时间，将工作、学习、运动和休息安排得井井有条。在起居饮食方面，臧克家有严格的时间表，喜欢吃各种杂粮，比如黑米、小米、红枣、绿豆等。臧克家信守"吃饭少一口，活到九十九"的原则，虽显清瘦，但身子骨却很硬朗。每天早饭后，臧克家都会写作一两个小时，有时扫扫地，从事一些轻微的体力劳动。年轻的时候，臧克家喜欢抽烟，在意识到危害之后，不抽烟不喝酒。

2. 坚持运动锻炼 以前，臧克家是个药罐子，视药物为救星。后来，他慢慢地意识到，想要强健身体，吃药是不行的，只有锻炼才是最有效的。于是，臧克家舍弃各种药物和补品，将锻炼作为保持身体健康的法宝。于是，他每天很早醒来，做一套按摩功之后，再进行打拳、散步等活动。在总结长寿经验时，臧克家说道，每天散步2小时是最重要的原因。

3. 笔耕不辍，思考不停 与很多老作家选择"封笔"不同，臧克家依然选择几十年如一日的写作。即使是在病魔缠身的情况下，臧克家也放不下手中的笔。为此，臧克家将写作视为与病魔斗争的武器。勤于动脑，也是臧克家长寿的重要原因之一。

4. 童心未泯，乐观生活 晚年的时候，臧克家非常喜欢和孩子们一起玩耍，有说有笑的。在家里，臧克家喜欢与外孙一起玩，津津乐道地回答孩子们的每一个问题。为此，他写道："我喜欢许许多多的小朋友，自己好似也变成了他们当中的一个。"正是基于这样的童心以及乐观的生活态度，臧克家才能保持长寿，才能写出"自沐朝晖意蓊笼，休凭白发便呼翁。狂来欲碎玻璃镜，还我青春火样红"这样的诗句。

101岁药王孙思邈的养生心得

孙思邈（581~682年），北周京兆华原人，古代著名医学家，被后人誉为"药王"，活了101岁之久。古往今来，百岁以上的老人，除了与自身体质有一定的关系外，注重养生也是其中非常重要的一个方面。作为"药王"，孙思邈必然有一套属于自己的养生心得。在《千金方》中，孙思邈对于养生有非常具体的叙述。

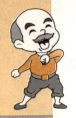

1. **啬神**　对于精神，孙思邈是高度重视的。晋代嵇康曾说过："人之精神，如君主般重要。"而孙思邈非常赞同这个观点，认为人应该注意控制自身情绪，时刻保持良好的精神和心理状态。

2. **饮食**　多样化的饮食结构是非常重要的，尤其是菜肴和谷类食物的多样化。在主食方面，孙思邈经常变换着吃，补充人体所需的营养和维生素。此外，孙思邈注重细嚼慢咽，反对暴饮暴食，而轻松愉快的情绪也是十分重要的。

3. **导引**　并不专指导引功，而是更广泛的运动锻炼。孙思邈注重日常生活中的劳逸结合，认为适度的锻炼有利于延缓人体衰老。

4. **养形**　注重保养形体，尤其是注意饮食起居。鉴于此，孙思邈多次拒绝朝廷的召唤，而是深入山水腹地，过着隐居的悠闲生活。在这种生活环境中，孙思邈的养生理论才能得到更好的实践。

5. **爱气**　人要懂得爱惜元气。无论什么情况下，都不要伤害人的元气，保持全身气血通畅，维持基本的机体运转。自然之气充足，生命力也就更加旺盛。

6. **房事**　不可压抑，也不可放纵。对于此，孙思邈说道："男不可无女，女不可无男，无女则意动，意动则神劳，神劳则损寿。"过度的节制反倒会影响人的身心健康，根据自身体质量力而行即可。

7. **医药**　孙思邈提倡食疗优先的原则，不可随意用药，不得已之时再用药。

8. **禁忌**　如不杀、不淫、不盗、不妄语等，也是构成养生内容的一部分。

9. **反俗**　摒弃一些于养生有害的风俗和习惯。

10. **言论**　说话不宜多，声音不宜大，多语则气乏。此外，不可恶语，要善言。

101岁张学良的长寿奥秘

张学良（1901～2001），国民革命军将领，张作霖长子，近代著名爱国将领。"西安事变"后，张学良被软禁了50余年，却活到了101岁，实在是一件令人惊叹的事情。关于张学良的养生奥秘，至今还引起人们津津乐道。

1. 幽默的性格　张学良多次对外宣称："如果明天我被枪毙，今天晚上我仍能睡得又香又甜。"尤其是在那个年代，充足的睡眠保证了人体健康。正是基于这样幽默的性格，使得张学良在那样复杂的年代依然保持良好的精神状态，坚强地活了下来。一生中，张学良有三个爱好：爱说笑话、爱唱老歌、爱打麻将。由此可以看出，张学良是多么乐观与豁达之人。于是，他始终保持着对生活的无限活力。

2. 坚定的信念　张学良的爱国之心，人尽皆知。因此，当他受到不公正的待遇之时，依然保持着坚定的信念，相信会得到历史公正的评价。

3. 独特的笑术　每天清晨，张学良都会准时登山，渐渐摸索出了一套"大笑养生法"。为了保持长寿，等到被历史公正对待的那一天，张学良每天早晨起床后坚持大笑，放松自己，排解压抑的情绪。只有整个人处于放松状态，才会发出爽朗的笑声。

4. 心胸坦荡，忘记恩怨　西安事变后，张学良被蒋介石软禁50余年，完全失去了人身自由。但是，他并未记恨蒋介石，在蒋介石逝世时还送上"关怀之殷，情同骨肉；政见之争，宛若仇雠"的挽联。在被软禁期间，军统特务刘乙光看管张学良25年，不但限制其人身自由，甚至还有灭口的想法。在刘乙光调离之时，张学良曾想过赠送一笔钱，但被蒋经国制止了。在谈及养生秘诀时，他说道："我从来没有养生的秘密，我这些年过的都是漂泊动荡的生活，到台湾几十年，大家也都看到了，我过的是与世隔绝的隐居生活。如果一定要问我为什么活得这么久，那是上帝的恩典；如果说我有什么长处，只有二字：健忘！"的确，张学良是一个善于"健忘"的人，心胸坦荡，不计较个人恩怨。

5. 良好的生活方式 尽管被囚禁50多年，但张学良慢慢形成了一套非常健康的生活方式：早上6点起床，散步、唱京剧，8点吃早餐，然后写字读书。12点左右吃午餐，午睡后游泳、打网球。晚上7点吃饭，然后散步、看书、观赏书画。张学良信奉"五少"的生活原则：嘴上话少、心中事少、求人事少、腹中食少、夜梦减少。于是，张学良每天活得很充实，并不觉得有什么值得忧虑的。

除了读书、写字，张学良还喜欢培植兰花，对居住环境的要求很高。在养兰护兰的过程中，张学良的身心得到极大的陶冶。鉴于其身份特殊，其关押地点定会远离城市，常是偏远的山区和海边。优越的居住环境，成为张学良延年益寿的重要方面。

6. 红颜相伴，爱情魔力无穷 谈及张学良长寿的原因，美国长寿专家詹姆斯说道："这位中国将军的长寿就在于一生都有爱情相伴。而爱情力量则是他心情永远开朗的原因。特别是当政治灾难突然降临在少帅的身上时，先后有于凤至和赵一荻两位贤惠美丽的女性伴随在他的身边，构成了张学良战胜逆境、走向长寿的重要原因。"在被软禁初期，结发妻子于凤至陪他熬过了人生最黑暗的三年。1940年，于凤至被查出乳腺癌，不久便离世。而最后一任妻子赵一荻陪他度过了几十年的监禁生涯，走过了人生最艰难、最漫长的道路。赵一荻去世后，张学良说道："女人的爱是我今生活得长久的重要精神支柱！因此我非常感谢赵四小姐，如果上帝不把她送到我身边，那么我就不会有今天！"

106岁宋美龄的长寿秘诀

宋美龄（1897～2003年）出生于上海，广东文昌县人。宋美龄的一生跨越三个世纪，活到了106岁。作为蒋介石的妻子，宋美龄依靠海外留学背景，并在孔宋家族的强力支持下，活跃于中国政治和外交领域。1943年，宋美龄成为第一个在美国国会发表演说的中国人，也是第二位在美国国会发表演说的女性。她多次登上美国《时代》杂志封面，成为广受世界关注的杰出女性。她不仅容貌姣好，而且极具智慧，能说一口流利的英语。生逢乱世，宋美龄却活了106年之久，到底存在怎样的长寿秘诀呢？

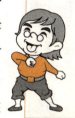

1. 少食多餐　宋美龄非常注重饮食健康，坚持少食多餐。她每天吃五次餐，每次五分饱，每餐两荤两素，不贪食。她格外关注体重，一旦发现有所增长，便会改吃青菜沙拉。宋美龄特别喜欢吃水果和蔬菜，几乎样样都吃。

2. 长期坚持灌肠　在宋美龄的养生手段中，"灌肠"是很多人闻所未闻的保健方法。她十分注重排便泻毒的养生法，几十年如一日，每天睡觉前都会进行一次灌肠，以排除体内毒素。起初，宋美龄只是出于个人卫生的考虑，后来才认识到其中的意义。后来，宋美龄更加注重其他排毒方式，及时排出毒素，维持机体新陈代谢，有效延缓衰老。

3. 坚持全身按摩　宋美龄之所以能保持冰肌玉肤，如大理石般光洁，与她长期坚持全身按摩是分不开的。每天午睡或者晚睡前，都有专门的护士对她进行全身按摩，从眼睛开始，再到面部、胸部、腹部、下肢、脚背和脚心，直至她睡着后护士才会离开。长期坚持全身按摩，能有效促进血液循环，缓解生活压力，使人放松。

4. 戒烟　年轻时，宋美龄为了维持身材而选择抽烟。尽管蒋介石表示反对，并多次劝阻，但她依然会躲到书房里抽烟。随着年龄的增长，宋美龄渐渐意识到了吸烟的危害，逐步戒掉了烟瘾。

5. 晚睡晚起 每次晚餐后，宋美龄都会看会儿电视，弹弹钢琴，直到十一点才睡觉，早上九点才会醒来。醒来后，她并不急于起床，而是让人为她进行腿部按摩。之后，她才会慢慢地起床，为自己梳妆打扮。

6. 保持心态平和 蒋介石去世后，蒋经国为了防止宋美龄扩大自己的势力，迅速放逐了"夫人帮"的全部人员。于是，宋美龄瞬间失去了所有的政治权力。起初，宋美龄非常恼火，意欲责骂蒋经国。然而，在亲人的劝说下，宋美龄渐渐妥协，移居美国。对于相继过世的晚辈，宋美龄说道："曾经拥有过他们，已经非常知足了。"因此，保持平和的心态也是宋美龄能够长命百岁的重要方面。